病理学
学习指导与习题精编

BINGLIXUE
XUEXI ZHIDAO YU XITI JINGBIAN

杨巧红 ◎ 主编
杜标炎　苏宁　李瑞琴 ◎ 主审

中山大学出版社
·广州·

版权所有　翻印必究

图书在版编目（CIP）数据

病理学学习指导与习题精编/杨巧红主编. —广州：中山大学出版社，2013.4
ISBN 978 - 7 - 306 - 04527 - 0

Ⅰ. ①病… Ⅱ. ①杨… Ⅲ. ①病理学—高等学校—教学参考资料 Ⅳ. ①R36

中国版本图书馆 CIP 数据核字（2013）第 071128 号

出版人：祁　军
策划编辑：鲁佳慧
责任编辑：鲁佳慧
封面设计：曾　斌
责任校对：曾育林
责任技编：何雅涛
出版发行：中山大学出版社
电　　话：编辑部 020 - 84111996，84113349，84111997，84110779
　　　　　发行部 020 - 84111998，84111981，84111160
地　　址：广州市新港西路 135 号
邮　　编：510275　　　　传　真：020 - 84036565
网　　址：http://www.zsup.com.cn　　E-mail: zdcbs@mail.sysu.edu.cn
印 刷 者：佛山市浩文彩色印刷有限公司
规　　格：787mm×960mm　1/16　12 印张　300 千字
版次印次：2013 年 4 月第 1 版　2018 年 5 月第 2 次印刷
印　　数：3001～4000 册　　定　价：25.00 元

如发现本书因印装质量影响阅读，请与出版社发行部联系调换。

本书编委会

主　　审：杜标炎（广州中医药大学）
　　　　　苏　宁（广州中医药大学）
　　　　　李瑞琴（河南中医学院）
主　　编：杨巧红（广州中医药大学）
副 主 编：何彦丽（广州中医药大学）
　　　　　钟廷机（广州中医药大学）
编　　委：（以姓氏笔画排序）
　　　　　孙　洁（河南中医学院）
　　　　　刘素香（广州中医药大学）
　　　　　杨巧红（广州中医药大学）
　　　　　杜标炎（广州中医药大学）
　　　　　苏　宁（广州中医药大学）
　　　　　苏俊芳（广州中医药大学）
　　　　　李瑞琴（河南中医学院）
　　　　　肖　霞（广州中医药大学）
　　　　　肖珊珊（广州中医药大学第一附属医院）
　　　　　吴绍峰（广州中医药大学）
　　　　　何彦丽（广州中医药大学）
　　　　　张　弦（海南医学院）
　　　　　易　华（广州中医药大学）
　　　　　金　贺（广州中医药大学）
　　　　　罗　惠（广州中医药大学）
　　　　　赵婷秀（广州中医药大学）
　　　　　钟子健（广州中医药大学）
　　　　　钟廷机（广州中医药大学）
主编助理：田惠萍（广州中医药大学）
　　　　　李琳琳（南方医科大学）

前　言

病理学是研究疾病发生发展规律、阐明疾病本质的一门医学基础学科，是医学科学实践的基础，是基础医学与临床医学之间的桥梁学科，在医学科学研究中有着举足轻重的作用。

为了帮助学生在复习时掌握重点、理解难点，在短时间内掌握《病理学》的知识要点，我们以黄玉芳主编的全国中医药行业高等教育"十二五"规划教材、全国高等中医药院校规划教材《病理学》（第9版）（中国中医药出版社2012年版）为蓝本，依据教学大纲要求，编写了本书。

本书内容与教材同步，按总论与各论进行编写，并增加了"病理学实验常用技术"一章，方便学生复习使用。本书各章内容主要包括目的要求、重点难点分析、名词解释、单项选择题、多项选择题、填空题及问答题，并附有详细的参考答案。本书共收集各类型习题约1 200道，涵盖了《病理学》中的大部分知识点，并在"重点难点分析"部分提炼了教材中的精华内容，突出重点，简化难点，有助于学生理解记忆。

本书内容全面、知识信息量大，有较强的实用性、科学性、针对性，学生通过做习题可以很好地掌握重点、理解难点，在学习时达到事半功倍的效果。

本书在编写及校对过程中，得到了广州中医药大学2009级方剂学专业研究生邓淙友，2008级一院中医学专业张彩艳、孔子滔，2010级中医专业蔡晓云，2011级三院中医骨伤专业黎丽花，2010级中西医结合专业研究生王苏萍，2011级博士生李玢、研究生刘娟等同学的大力支持和协助，在此一并表示感谢。

由于编者水平有限，错误及遗漏之处在所难免。恳请读者及病理学界专家批评指正，是为至盼。

编　者
2012年10月于广州

目 录

总 论

第一章 绪论、疾病概论 ································· 1
    目的要求 ································· 1
    重点难点分析 ····························· 1
    名词解释 ································· 2
    习题 ····································· 3
    参考答案 ································· 5

第二章 细胞和组织的适应、损伤与修复 ··············· 7
    目的要求 ································· 7
    重点难点分析 ····························· 7
    名词解释 ································· 7
    习题 ····································· 8
    参考答案 ································· 12

第三章 局部血液循环障碍 ··························· 15
    目的要求 ································· 15
    重点难点分析 ····························· 15
    名词解释 ································· 16
    习题 ····································· 16
    参考答案 ································· 21

第四章 炎症 ······································· 24
    目的要求 ································· 24
    重点难点分析 ····························· 24
    名词解释 ································· 25
    习题 ····································· 26
    参考答案 ································· 31

第五章 肿瘤 ······································· 33
    目的要求 ································· 33
    重点难点分析 ····························· 33

名词解释 ··· 34
　　习题 ··· 35
　　参考答案 ··· 40

第六章　水、电解质代谢紊乱 ··· 44
　　目的要求 ··· 44
　　重点难点分析 ··· 44
　　名词解释 ··· 45
　　习题 ··· 46
　　参考答案 ··· 52

第七章　水肿 ··· 54
　　目的要求 ··· 54
　　重点难点分析 ··· 54
　　名词解释 ··· 54
　　习题 ··· 54
　　参考答案 ··· 58

第八章　酸碱平衡紊乱 ··· 59
　　目的要求 ··· 59
　　重点难点分析 ··· 59
　　名词解释 ··· 62
　　习题 ··· 62
　　参考答案 ··· 67

第九章　缺氧 ··· 69
　　目的要求 ··· 69
　　重点难点分析 ··· 69
　　名词解释 ··· 69
　　习题 ··· 70
　　参考答案 ··· 73

第十章　发热 ··· 76
　　目的要求 ··· 76
　　重点难点分析 ··· 76
　　名词解释 ··· 76
　　习题 ··· 76
　　参考答案 ··· 78

第十一章　应激与疾病 … 80
　　目的要求 … 80
　　重点难点分析 … 80
　　名词解释 … 81
　　习题 … 81
　　参考答案 … 85

第十二章　休克 … 87
　　目的要求 … 87
　　重点难点分析 … 87
　　名词解释 … 87
　　习题 … 87
　　参考答案 … 90

第十三章　弥散性血管内凝血（DIC） … 92
　　目的要求 … 92
　　重点难点分析 … 92
　　名词解释 … 92
　　习题 … 93
　　参考答案 … 96

第十四章　缺血-再灌注损伤 … 97
　　目的要求 … 97
　　重点难点分析 … 97
　　名词解释 … 97
　　习题 … 98
　　参考答案 … 101

各　论

第十五章　心血管系统疾病 … 103
　　目的要求 … 103
　　重点难点分析 … 103
　　名词解释 … 105
　　习题 … 105
　　参考答案 … 112

第十六章 呼吸系统疾病 116
    目的要求 116
    重点难点分析 116
    名词解释 117
    习题 118
    参考答案 126

第十七章 消化系统疾病 129
    目的要求 129
    重点难点分析 129
    名词解释 129
    习题 130
    参考答案 138

第十八章 泌尿系统疾病 142
    目的要求 142
    重点难点分析 142
    名词解释 143
    习题 144
    参考答案 149

第十九章 常见神经及内分泌系统疾病 153
    目的要求 153
    重点难点分析 153
    名词解释 154
    习题 154
    参考答案 157

第二十章 传染病及寄生虫病 158
    目的要求 159
    重点难点分析 159
    名词解释 160
    习题 161
    参考答案 167

第二十一章 病理学实验常用技术 169
    （一）HE 染色技术 169
        习题 169

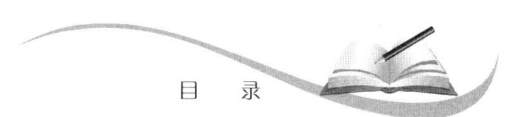

　　参考答案…………………………………………………………………… 171
（二）免疫组织化学 ……………………………………………………………… 173
　　习题………………………………………………………………………… 173
　　参考答案…………………………………………………………………… 176

参考文献 ……………………………………………………………………………… 178

总　　论

第一章　绪论、疾病概论

目的要求

1. 掌握病理学、疾病及脑死亡的概念，死亡的分期，脑死亡的诊断标准。
2. 熟悉病因的分类及条件、亚健康、衰老、临终关怀及安乐死的概念。
3. 了解病理学的研究对象、任务及其在医学体系中的地位，疾病发生发展的一般规律及基本机制。

重点难点分析

病理学是研究疾病发生发展规律、阐明疾病本质的一门医学基础学科。其任务主要是研究疾病发生的原因、发病机制，病理变化和转归。主要研究内容是疾病过程中患病机体的细胞、组织和器官出现的形态结构、功能代谢改变以及临床与病理联系，为疾病的诊断、治疗、预防提供理论基础和实践依据。

病理学是基础医学与临床医学之间的桥梁学科，在医学体系中占有重要的地位，是医学生成长为临床医生的必修课程；病理学也是诊断疾病最可靠的方法之一；在医学科学研究中，病理学研究是重要的不可替代的基础和平台。各种有关疾病的研究往往要以正确的病理诊断为依据。

教材《病理学》分为总论和各论。总论主要研究和阐述存在于不同疾病中共性的病变基础，即疾病发生的共同规律，常称之为普通病理学或基本病理过程；各论则是研究和阐述各系统、器官不同疾病的特殊规律，常称之为器官病理学或系统病理学。在病理学的理论体系中，着重研究患病机体的形态结构改变的，称为病理解剖学或病理学；着重研究患病机体的功能代谢改变的，称为病理生理学。

病理学的研究方法分为人体病理学研究与实验病理学研究。人体病理学研究主要包括尸体解剖、活体组织检查及细胞学检查，实验病理学研究主要包括动物实验、组织培养和细胞培养。

病理学的发展源远流长，在中国，病理学的代表著作有秦汉时期的《黄帝内经》，汉代张仲景的《金匮要略》、《伤寒论》，隋唐时期巢元方的《诸病源候论》，南宋时期宋慈的《洗冤集录》等。在西方，以17～18世纪意大利医学家莫尔加尼的《论疾病的位置和原因》一书为标志，创立了器官病理学，开始了病理形态学的研究；1858年，德国病理学家鲁道夫·魏尔啸在显微镜的帮助下，首创了《细胞病理学》。

健康与疾病是一组对应的概念，在个体生活过程中可以相互转化。健康不仅是没有疾病和病痛，而且是一种躯体上、精神上和社会上处于完好的状态。

疾病的概念是本章的重点。疾病是指机体在一定病因和条件的作用下，因稳态破坏而发生损伤和抗损伤反应的异常生命活动，表现为组织和细胞功能代谢和形态结构的变化，并引起各种症状、体征和社会行为的异常。

病理过程与病理状态不同，需要进行区分。

"亚健康"和"衰老"已不是新名词，但在病理课本中出现还是第一次，需要我们重视。

疾病是由一定的病因所引起的，病因主要包括生物性因素、物理性因素、化学性因素、机体必需物质的缺乏或过多、遗传性因素、先天性因素、免疫性因素及精神、心理和社会因素等类型。

发病学主要研究疾病发生和发展过程中的一般规律和共同机制。基本规律主要包括损伤与抗损伤、因果转化及局部和整体关系；基本机制可归纳为神经机制、体液机制、组织细胞机制及分子机制四种。

疾病的发生发展过程有其个性，同时也有共性，发病学探讨其共性。学习时应着重掌握它们的概念。值得指出的是，学习和运用这些基本规律于患病的机体时，要善于联想和分析，并灵活地进行运用。如在观察疾病时看到形态的改变应联想到功能、代谢的变化；同样，看到功能、代谢的改变也要考虑到形态结构的变化；看到局部的病变要考虑到整体的改变。要善于分辨患者损伤、抗损伤的表现。同时，还要考虑到损伤与抗损伤是可以转化的，医生要设法加强对机体有利的抗损伤措施，尽早消除损伤及打断因果交替中的恶性循环，以促使患者康复。

死亡的分期、临床死亡的标志、脑死亡的概念及主要指征是本章的又一重点内容。临床死亡仍是目前临床实践中常用的确定死亡的标准，死亡过程可分为三期，即濒死期、临床死亡期、生物学死亡期。脑死亡概念是对死亡认识的新进展，脑死亡一旦确立，就意味着在法律上已经具备死亡的合法依据，它可协助医务人员判断死亡时间和确定终止复苏抢救的界线，也为器官移植创造了良好的时机和合法的根据。

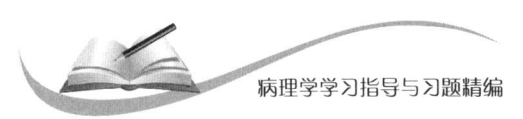

名词解释

1. 病理学：是研究疾病发生发展规律、阐明疾病本质的一门医学基础学科。

2. 疾病：指机体在一定原因和条件作用下，因稳态破坏而发生损伤和抗损伤反应的异常生命活动，表现为组织和细胞功能代谢和形态结构的变化，并引起各种症状、体征和社会行为的异常。

3. 死亡：指机体作为整体功能的永久性停止。

4. 病理过程：指存在于不同疾病中所共同的、具有内在联系的功能代谢和形态结构变化的综合过程。

5. 病理状态：指发展极慢或相对稳定的局部形态变化，常是病理过程的后果。

6. 亚健康：是介于健康与疾病之间的生理功能低下的状态，此时机体处于非病、非健康并有可能趋向疾病的状态。

7. 衰老：是机体在增龄过程中由于形态改变、功能减退、代谢失调而导致机体内环境适应力下降的综合过程。

8. 病因：指能引起某种疾病发生的特定因素，即引起疾病必不可少的决定疾病特异性的因素。

9. 诱因：指条件中加强病因作用并促进疾病或病理过程发生的因素，又称为诱发因素。

10. 危险因素：当某些疾病的病因、条件分不清楚时，可笼统地将促进该疾病的因素称为危险因素，如高脂血症是动脉粥样硬化的危险因素。

11. 脑死亡：指全脑功能不可逆的永久性停止。

12. 完全康复：指疾病的损伤性变化完全消失，其结构得以修复，功能代谢得以恢复，机体重新恢复稳态，又称为痊愈。

13. 不完全康复：指疾病时机体所发生的损伤性变化虽未完全消失，但已经得到控制，机体通过各种代偿机制可以维持相对正常的生命活动，主要症状消失，有时可遗留下后遗症。

14. 临终关怀：指为临终患者及其家属提供医疗、护理、心理、社会等全方位的服务与照顾，使患者在较为安详、平静中接纳死亡。

15. 安乐死：指患有不治之症的患者在濒死状态时，为了免除患者精神和躯体的极端痛苦，用医学方法结束其生命。

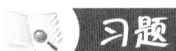 习题

一、单项选择题

1. 关于疾病的概念，下列哪种提法较确切？（　　）

A. 疾病是指机体有疼痛和不适

B. 疾病是不健康的生命活动过程

C. 细胞是生命的基本单位，疾病是细胞受损的表现

D. 疾病是机体对外界环境的协调发生障碍

E. 疾病是机体在一定病因作用下，因稳态破坏而发生的内环境紊乱和生命活动障碍

2. 临床病理科采用最多的病理组织学研究方法为（　　）。

A. 活体组织检查

B. 动物实验

C. 脱落细胞学检查

D. 尸体剖检

E. 免疫组织化学的方法

3. 脑死亡是指（　　）。

A. 呼吸心跳停止，反射消失

B. 有机体解体，所有细胞死亡

C. 全脑功能不可逆的永久停止

D. 意识永久消失而呈植物人状态

E. 心电图消失

4. 机体作为一个整体死亡的标志是（　　）。

A. 脑死亡

B. 心跳停止

C. 瞳孔散大

D. 呼吸停止

E. 心电图处于零电位

5. 病理学是一门研究疾病的（　　）。

A. 病因的科学

B. 病理变化的科学

C. 发生发展规律、阐明疾病本质的学科

D. 发病机制的科学

E. 转归的科学

6. 关于病理过程，下列哪种提法较恰当？（　　）

A. 是疾病中机体机能代谢异常变化的过程

B. 是致病因子作用于机体出现临床症状和体征的过程

C. 是机体因自稳态调节紊乱而发生的异常生命活动

D. 是疾病中特异性形态变化

E. 是存在于不同疾病中共有的功能代谢和形态结构的变化

7. 为医疗事故和医疗纠纷的正确解决提供证据的是以下哪种方法？（　　）

A. 活体组织学检查

B. 尸体剖验

C. 细胞学检查

D. CT 检查

E. 生化检查

8. 对良性、恶性肿瘤的诊断有重要意义的手段是（　　）。

A. 活体组织学检查

B. 尸体剖验

C. 细胞学检查

D. CT 检查

E. 生化检查

9. 以下哪项是南宋时期宋慈的著作？（　　）

A.《黄帝内经》

B.《金匮要略》

C.《诸病源候论》

D.《洗冤集录》

E.《伤寒论》

10. 下面哪位医学家首创了《细胞病理学》？（　　）

A. 莫尔加尼

B. 鲁道夫·魏尔啸

C. 宋慈

D. 悉尼·布伦纳

E. 罗伯特·霍维茨

11. 先天愚型是由下列哪个致病因素导致的？（　　）

A. 先天性因素

B. 遗传性因素

C. 免疫性因素

D. 生物性因素

E. 精神心理因素

12. 孕妇在妊娠早期感染风疹病毒可致胎儿（　　）。

A. 先天性梅毒

B. 白化病

C. 染色体病

D. 先天愚型

E. 先天性心脏病

二、多项选择题

1. 健康是指机体（　　）。

A. 没有病痛

B. 内部的结构和功能完整而协调

C. 内环境稳定

D. 躯体上、精神上和社会上的良好状态

E. 与外界环境保持协调

2. 常见的病因有（　　）。

A. 外界有害因子（生物性、物理性、化学性）

B. 免疫性因素

C. 遗传及先天性因素

D. 营养性因素

E. 精神、心理和社会因素

3. 发病学的主要规律包括（　　）。

A. 局部与整体的关系

B. 损害与抗损害反应

C. 因果转化规律

D. 自身免疫现象

E. 免疫缺陷现象

4. 疾病的经过分哪几期？（　　）

A. 潜伏期

B. 前驱期

C. 充血水肿期

D. 临床症状明显期

E. 转归期

5. 下列哪些是病理过程？（　　）

A. 休克

B. 炎症

C. 瘢痕

D. 发热

E. 缺氧

6. 下列哪些选项符合完全康复的标准？（　　）

A. 受损结构得到修复

B. 疾病时发生的损伤性变化完全消失

C. 功能代谢恢复正常
D. 重新处于稳态
E. 遗留一定的病理状态

7. 下列对疾病发生条件的叙述，正确的有（　　）。

A. 条件是指在疾病原因作用下，对疾病发生发展有影响的因素
B. 条件可分为内部条件和外部条件
C. 对某一疾病是条件的因素，可能对另一疾病是原因
D. 疾病的发生中，条件是必不可少的
E. 有的条件可以促进疾病的发生，有的则延缓疾病的发生

8. 下列属于诊断脑死亡的指标有（　　）。

A. 瞳孔放大或固定
B. 脑电波消失
C. 自主呼吸停止
D. 脑干神经反射消失
E. 不可逆性深昏迷

三、填空题

1. 疾病是一定病因和条件作用下，因_____破坏而发生_____和_____反应的异常生命活动。

2. 病理学是研究疾病的_____规律，阐明疾病_____的医学基础课。

3. 康复可分为_____和_____。

4. 死亡过程可分为_____、_____、_____三个过程。

5. 尸体的死后变化表现为_____、_____、_____和_____。

6. 病理解剖学着重研究患病机体的_____变化，病理生理学着重研究患病机体的_____变化。

7. 疾病发生发展的基本规律主要是指疾病过程中的_____、_____和_____。

8. 在手术过程中作_____切片快速病理诊断，以确定病变性质，协助临床医生选择最佳的手术治疗方案。

9. _____多用于肿瘤的诊断，此法因所需设备简单、操作方便、患者痛苦少、费用低而易被人们接受，但要确定恶性肿瘤时则需进一步作_____证实。

10. 疾病发生发展的基本机制为_____、_____、_____、_____。

四、问答题

1. 何谓疾病？简述疾病的常见病因。
2. 疾病过程有哪些转归？
3. 简述病理学的研究方法。
4. 脑死亡的主要指征是什么？判断脑死亡有何重要意义？
5. 如何区分脑死亡和植物状态？

参考答案

一、单项选择题

1. E　　2. A　　3. C　　4. A
5. C　　6. E　　7. B　　8. A
9. D　　10. B　　11. B　　12. E

二、多项选择题

1. ABCDE　　2. ABCDE　　3. ABC
4. ABDE　　5. ABDE　　6. ABCD
7. ABCE　　8. ABCDE

三、填空题

1. 稳态　损伤　抗损伤
2. 发生发展　本质
3. 完全康复　不完全康复
4. 濒死期　临床死亡期　生物学死亡期
5. 尸斑　尸冷　尸僵　腐败
6. 形态结构　机能代谢
7. 损伤与抗损伤　因果转化　局部和整体关系
8. 冰冻
9. 细胞学检查　活检

10. 神经机制　体液机制　组织细胞机制　分子机制

四、问答题

1. 疾病是指机体在一定原因和条件作用下，因稳态破坏而发生损伤和抗损伤反应的异常生命活动，表现为组织和细胞功能代谢和形态结构的变化，并引起各种症状、体征和社会行为的异常。

常见的病因分以下几类：生物性因素、物理性因素、化学性因素、机体必需物质缺乏或过多、遗传性因素、先天性因素、免疫性因素，以及精神、心理和社会因素。

2. 疾病的转归有康复和死亡两种情况。

（1）康复包括完全康复和不完全康复。完全康复指疾病的损伤性变化完全消失，其结构得以修复功能代谢得以恢复，机体重新恢复稳态，又称为痊愈。不完全康复是指疾病时机体所发生的损伤性变化虽未完全消失，但已经得到控制，机体通过各种代偿机制可以维持相对正常的生命活动，主要症状消失，但有时可能会留后遗症。

（2）死亡是指机体作为整体功能的永久性停止。死亡的原因可以分为生理性死亡和病理性死亡两种。死亡的过程可分为濒死期、临床死亡期、生物学死亡期三期。脑死亡是指全脑功能不可逆的永久性停止。

3. 病理学的研究方法有：

（1）人体病理学的诊断和研究方法。

1）尸体剖检。可协助临床查明死因；验证诊断与治疗措施的正确与否；为医疗事故和医疗纠纷正确解决提供证据；及时发现并确诊某些传染病、地方病及新发现的疾病，为防疫部门采取防治措施提供依据。此外，还可积累疾病的人体病理材料，以供深入研究和教学所用。

2）活体组织检查（活检）。是目前研究和诊断疾病广为采用的方法，特别是对良性、恶性肿瘤的诊断有重要意义。快速活检可在20分钟内确定病变性质，发出诊断报告。

3）细胞学检查。多用于肿瘤的诊断，此法因所需设备简单、操作方便、患者痛苦少、费用低而易被人们接受，但要确定恶性肿瘤时则须进一步做活检证实。

（2）实验病理学研究方法。

1）动物实验。复制疾病的模型，了解疾病的病因、发病机制、病变过程的动态变化及外来因素如药物对疾病的影响等。

2）组织培养和细胞培养。可以观察细胞和组织病变的发生发展过程，了解外来因子对组织细胞的影响等。

4. 脑死亡的主要指征有：①自主呼吸停止是脑死亡的首要指征。②不可逆性深昏迷，对外界刺激毫无反应。③瞳孔放大或固定。④脑干反射消失。⑤脑电波消失。⑥脑血管灌流停，如能被脑血管造影等技术证实即可宣告死亡。

判断脑死亡的意义：①脑死亡一旦确定，就意味着在法律上已经具备死亡的合法依据，可协助医务人员判断死亡时间和确定终止复苏抢救的界线，以减轻社会和家庭的经济负担以及家属的精神压力。②脑死亡者的脑组织以外器官在一定时间内仍有血液供应，能提供最新鲜的器官移植材料。

5. 脑死亡和植物状态的区别：脑死亡是全脑功能的丧失，失去意识，无自主呼吸，无条件反射，完全不可能恢复。植物状态是脑认知功能丧失，失去意识，但有睡眠－觉醒周期，有自主呼吸，有脑干反射，有恢复的可能。

（杨巧红）

第二章 细胞和组织的适应、损伤与修复

目的要求

1. 掌握各种变性、坏死和凋亡的概念及变性、坏死的病变特点。
2. 熟悉萎缩、肥大、增生、化生和肉芽组织的概念和特点。
3. 了解创伤愈合和骨折愈合。

重点难点分析

细胞与组织的适应性反应是本章的主要内容，主要分为萎缩、肥大、增生和化生。

萎缩的概念、病变及分类作重点介绍。萎缩是指发育正常的实质细胞、组织或器官的体积缩小。全身性萎缩常先累及脂肪组织，其次为肌肉、脾、肝等器官，心、脑萎缩最后发生。

化生的概念也很重要。化生是指一种分化成熟的细胞类型因受刺激因素的作用转化为另一种分化成熟组织细胞类型的过程。化生有多种类型，最常见的为柱状上皮、移行上皮等化生为鳞状上皮，称为鳞状上皮化生；慢性萎缩性胃炎时胃黏膜腺上皮可发生肠上皮化生；在间叶组织中，纤维组织可化生为软骨组织或骨组织。

各种变性是组织损伤常见的改变，是本章的重点内容。变性是指细胞损伤后，因物质代谢障碍所致细胞质或间质内出现异常物质或是正常物质的异常蓄积。细胞水肿、脂肪变性、玻璃样变性是较常见的变性，其病理特点也属重点掌握内容。细胞水肿是细胞损伤最早出现的改变，好发于肝、心、肾等脏器的实质细胞，光镜下见细胞弥漫性肿胀，轻度水肿时细胞质内可见细小红染颗粒，称为颗粒变性；重度时细胞质淡染、清亮，称为气球样变性。脂肪变性多发生于肝、心肌、肾小管上皮等实质细胞。肝细胞是脂肪代谢的主要部位，最易发生脂肪变，光镜下可见核周有许多圆形小空泡，可融合成大空泡。心肌脂肪变常累及左心室心内膜下和乳头肌处心肌，肉眼观可见脂肪变心肌呈黄色条纹，与正常心肌暗红色相间排列，构成形似虎皮的斑纹，称为"虎斑心"。玻璃样变性常常发生在细胞内、结缔组织、细动脉壁。

坏死为组织损伤最严重的后果，是本章的重点内容。坏死的分类及形态特点是本章的重点内容。细胞胞核的变化是坏死的标志性改变，表现为核固缩、核碎裂、核溶解。根据坏死的形态表现可分为以下几种类型：凝固性坏死、液化性坏死、干酪样坏死、坏疽、纤维素样坏死、脂肪坏死。坏死的组织可有溶解吸收、分离排出、机化、包裹、钙化等结局。

熟悉坏死与凋亡的区别。凋亡是指在生理或病理状态下，由体内外因素触发细胞内预存的死亡程序而导致的细胞主动性死亡方式，亦称程序性细胞死亡。

肉芽组织的概念、组成及功能是本章的另一个重点内容。

创伤愈合和骨折愈合作一般了解。

名词解释

1. 变性：是细胞损伤后，因物质代谢障碍所致细胞质或间质内出现异常物质或正常物质的异常蓄积。
2. 萎缩：指发育正常的实质细胞、

组织或器官的体积缩小。

3. 肥大：指由于实质细胞体积增大引起组织和器官的体积增大。

4. 增生：指器官或组织的实质细胞数目增多。

5. 化生：一种分化成熟的细胞类型因受刺激因素的作用转化为另一种分化成熟组织细胞类型的过程，称为化生。

6. 气球样变性：重度水肿时细胞质淡染、清亮，称为气球样变性。

7. 虎斑心：脂肪变心肌呈黄色条纹，与正常心肌的暗红色相间排列，构成形似虎皮的斑纹，称为"虎斑心"。

8. 玻璃样变性：又称为透明变性，是指在细胞内、结缔组织、细动脉壁，在HE染色切片中出现均质、红染、半透明状的蛋白质蓄积。

9. 坏死：指活体内局部组织、细胞的死亡。

10. 坏疽：指继发腐败菌感染的较大范围组织坏死，坏死组织呈黑褐色。

11. 修复：指组织缺损后，由邻近健康组织的细胞分裂、增生进行修补恢复的过程。

12. 再生：指在损伤修复过程中，参与修复的细胞在局部分裂增殖的现象。

13. 溃疡：皮肤或黏膜的坏死组织脱落形成的缺损称为溃疡。

14. 病理性钙化：在骨和牙齿以外的组织内有固体性钙盐的沉积称为病理性钙化。

15. 凋亡：指在生理或病理状态下，由体内外因素触发细胞内预存的死亡程序而导致的细胞主动性死亡方式，亦称程序性细胞死亡。

16. 不完全再生：由纤维结缔组织来修复取代，以后形成瘢痕的修复形式称为不完全再生。

17. 机化：由肉芽组织代替坏死组织（或异物等）的过程。

18. 肉芽组织：指新生的毛细血管及成纤维细胞构成的幼稚结缔组织，并伴有炎性细胞浸润。肉眼观为鲜红色、颗粒状，柔软湿润，形似鲜嫩的肉芽。

习题

一、单项选择题

1. 下列不属于细胞、组织适应性变化的是（　　）。

   A. 萎缩
   B. 肥大
   C. 坏死
   D. 增生
   E. 化生

2. 脑积水长期压迫脑实质致其变薄，称为（　　）。

   A. 变性
   B. 肥大
   C. 萎缩
   D. 增生
   E. 化生

3. 骨折后，患肢长期固定不活动可出现（　　）。

   A. 营养不良性萎缩
   B. 废用性萎缩
   C. 压迫性萎缩
   D. 神经性萎缩
   E. 内分泌性萎缩

4. 雌激素水平过高所导致的子宫内膜增生症属于（　　）。

   A. 生理性增生
   B. 不典型增生
   C. 肿瘤性增生
   D. 内分泌性增生
   E. 代偿性增生

5. 长期有害因子刺激下导致的呼吸

道黏膜纤毛柱状上皮转变为鳞状上皮，这种现象称为（　　）。

A. 萎缩
B. 化生
C. 增生
D. 再生
E. 转化

6. 由于物质代谢障碍所致细胞质或间质内出现异常物质或是正常物质的异常增多，称为（　　）。

A. 变质
B. 变性
C. 坏死
D. 死亡
E. 变异

7. 最易发生脂肪变性的器官是（　　）。

A. 脑
B. 肾
C. 肝
D. 胃
E. 心

8. 病理性钙化中，沉积在组织中的钙盐光镜下观察特点是（　　）。

A. 粉红色颗粒状
B. 黑褐色颗粒状
C. 白色颗粒状
D. 蓝色颗粒状
E. 黄色颗粒状

9. 光镜下可见细胞坏死的标志性改变为（　　）。

A. 核固缩、核碎裂、核溶解
B. 胞膜皱缩、胞浆减少、胞核溶解
C. 胞膜皱缩、胞浆减少、核膜破裂
D. 胞膜破裂、胞浆浓缩、胞核溶解
E. 胞膜破裂、胞浆浓缩、胞核碎裂

10. 下列器官中易出现液化性坏死的是（　　）。

A. 脑
B. 心
C. 肾
D. 脾
E. 肝

11. 凝固性坏死最常见于（　　）。

A. 肺、肠、肝
B. 脑、肺、心
C. 心、脑、肠
D. 脾、肺、脑
E. 心、肾、脾

12. 干酪样坏死是下列哪种疾病的典型表现？（　　）

A. 细菌性痢疾
B. 结核病
C. 风湿病
D. 伤寒
E. 高血压

13. 干性坏疽好发于（　　）。

A. 肺
B. 肠
C. 子宫
D. 肝
E. 肢体末端

14. 气性坏疽是一种特殊形式的湿性坏疽，它的产生主要是患处合并感染了一种特殊的细菌，这种细菌是（　　）。

A. 链球菌
B. 金黄色葡萄球菌
C. 大肠杆菌
D. 产气荚膜杆菌
E. 破伤风杆菌

15. 与凋亡描述不符的是（　　）。

A. 受基因调控
B. 不破坏周围组织
C. 无炎症反应
D. 消耗能量
E. 出现核固缩、核碎裂和核溶解

16. 皮肤或黏膜的坏死组织脱落形成的缺损称为（　　）。
   A. 瘘管
   B. 窦道
   C. 空洞
   D. 溃疡
   E. 糜烂

17. 下列细胞中再生能力最弱的是（　　）。
   A. 成纤维细胞
   B. 神经细胞
   C. 肝细胞
   D. 表皮细胞
   E. 黏膜上皮细胞

18. 肉芽组织的主要成分为（　　）。
   A. 吞噬细胞
   B. 成纤维细胞及胶原纤维
   C. 新生毛细血管及成纤维细胞
   D. 新生毛细血管及胶原纤维
   E. 成纤维细胞和炎细胞

19. 坏死组织逐渐被肉芽组织取代的过程称为（　　）。
   A. 纤维化
   B. 机化
   C. 钙化
   D. 分化
   E. 鳞化

20. 肉芽组织填补创口后最终将转变为（　　）。
   A. 上皮组织
   B. 瘢痕组织
   C. 脂肪组织
   D. 肌组织
   E. 骨组织

21. 坏死组织的细胞结构消失，但组织结构的轮廓存在称为（　　）。
   A. 凝固性坏死
   B. 坏疽

   C. 干酪样坏死
   D. 液化性坏死
   E. 纤维素样坏死

22. 下列哪种细胞在遭受损伤或某种刺激时才表现出较强的再生能力？（　　）
   A. 表皮细胞
   B. 黏膜上皮细胞
   C. 神经细胞
   D. 心肌细胞
   E. 肝细胞

23. 肉芽组织中既能产生胶原和基质又具有平滑肌的收缩功能的细胞是（　　）。
   A. 肌成纤维细胞
   B. 中性粒细胞
   C. 纤维细胞
   D. 血管内皮细胞
   E. 浆细胞

24. 下列对于瘢痕组织的描述，哪项是错误的？（　　）
   A. 颜色苍白，半透明
   B. 质地硬韧，缺乏弹性
   C. 含纤维细胞多
   D. 由大量胶原纤维束构成
   E. 毛细血管少

25. 皮肤伤口愈合过程中，2～3天后开始的伤口收缩是由于有（　　）。
   A. 炎细胞的作用
   B. 肌成纤维细胞的作用
   C. 纤维细胞的作用
   D. 胶原纤维的作用
   E. 弹性纤维的作用

26. 手术切口一般5～7天拆线的依据是（　　）。
   A. 此时炎细胞已足够多
   B. 伤口内已长满肉芽组织
   C. 伤口内产生大量肌成纤维细胞
   D. 伤口两侧出现胶原纤维连接

E. 伤口内纤维细胞增生达峰值

27. 下列哪项不属于二期愈合的特点？（ ）

A. 伤口大，组织缺损多

B. 炎症反应明显

C. 愈合时间较短

D. 需多量肉芽组织修复

E. 形成的瘢痕大

28. 骨折愈合的最后一步是（ ）。

A. 血肿形成

B. 骨性骨痂形成

C. 纤维性骨痂形成

D. 透明软骨形成

E. 骨痂改建或重塑

29. 对于伤口愈合最重要的维生素是（ ）。

A. 维生素 A

B. 维生素 K

C. 维生素 D

D. 维生素 C

E. 维生素 E

30. 下列哪项不属于影响创伤愈合的局部因素？（ ）

A. 伴有感染

B. 异物阻碍

C. 局部血液循环情况

D. 年龄

E. 神经支配情况

31. 细胞水肿最易发生的器官是（ ）。

A. 肺、脾、肾

B. 心、肝、肾

C. 肺、脾、心

D. 心、肝、脾

E. 肝、肾、脾

32. 关于脂肪变性，下列哪项是正确的？（ ）

A. 器官体积肿大，质地变硬

B. 器官颜色灰白，切面有油腻感

C. 镜下见胞浆内出现大小不等的空泡

D. 镜下见胞浆内充满淡红染微细颗粒

E. 为一种不可恢复性病变

二、多项选择题

1. 下列属于病理性萎缩的有（ ）。

A. 肾积水导致的肾萎缩

B. 青春期后的胸腺萎缩

C. 老年人的脑萎缩

D. 脑动脉粥样硬化导致的脑萎缩

E. 神经损伤导致的相应骨骼肌萎缩

2. 下列哪些部位易发生鳞状上皮化生？（ ）

A. 支气管黏膜

B. 子宫内膜

C. 子宫颈黏膜

D. 小肠黏膜

E. 膀胱黏膜

3. 坏死的类型包括（ ）。

A. 液化性坏死

B. 凝固性坏死

C. 坏疽

D. 干酪样坏死

E. 纤维素性坏死

4. 下列关于坏死的描述，正确的是（ ）。

A. 是主动过程

B. 一般发生于多数细胞

C. 需要能量

D. 存在炎症反应

E. DNA 弥漫性降解

5. 组织坏死的结局包括（ ）。

A. 溶解吸收

B. 分离排出

C. 机化

D. 空洞
E. 包裹钙化

6. 下列属于永久性细胞的是（　　）。
   A. 骨骼肌细胞
   B. 神经细胞
   C. 腺细胞
   D. 肝细胞
   E. 心肌细胞

7. 肉芽组织的肉眼特点是（　　）。
   A. 鲜红色
   B. 颗粒状
   C. 柔软
   D. 湿润
   E. 形似鲜嫩的肉芽

8. 肉芽组织成分包括（　　）。
   A. 新生的毛细血管
   B. 成纤维细胞
   C. 肌细胞
   D. 肌成纤维细胞
   E. 渗出液及炎细胞

9. 骨折愈合过程包括（　　）。
   A. 血肿形成
   B. 纤维性骨痂形成
   C. 骨痂改建或再塑
   D. 骨性骨痂形成
   E. 软骨骨痂形成

三、填空题

1. 坏疽的类型包括_____、_____、_____。

2. 玻璃样变性的基本类型有_____、_____、_____。

3. 适应在形态学上一般表现为_____、_____、_____和_____。

4. 萎缩的细胞、组织、器官的体积_____，重量_____，色泽_____，细胞器_____。

5. 光镜下细胞坏死的主要形态学标志是_____、_____和_____。

6. 常见的变性分为_____、_____、_____、_____和_____。

7. 坏死的类型为_____、_____、_____和_____。

8. 按再生能力的强弱，人体细胞可分为_____、_____和_____。

9. 细胞凋亡的过程可分为_____、_____、_____和_____四个阶段。

10. 骨折愈合的过程可分为_____、_____、_____和_____。

四、问答题

1. 何为化生？常见的化生类型包括哪些？
2. 常见的变性有哪几种？镜下各有何主要病理特点？
3. 试述细胞坏死核的变化。
4. 试述细胞水肿的病理变化（肉眼、镜下）。
5. 简述坏死的结局有哪些？
6. 什么是肉芽组织，其成分与作用各是什么？
7. 试述坏死与凋亡的不同点。

参考答案

一、单项选择题

1. C   2. C   3. B   4. D
5. B   6. B   7. C   8. D
9. A   10. A   11. E   12. B
13. E   14. D   15. E   16. D
17. B   18. C   19. B   20. B
21. A   22. E   23. A   24. C

25. B　26. D　27. C　28. E
29. D　30. D　31. B　32. C

二、多项选择题

1. ADE　2. ACE　3. ABCDE
4. BDE　5. ABCE　6. ABE
7. ABCDE　8. ABDE　9. ABCD

三、填空题

1. 干性坏疽　湿性坏疽　气性坏疽
2. 结缔组织玻璃样变　血管壁玻璃样变　细胞内玻璃样变
3. 萎缩　肥大　增生　化生
4. 减小　减轻　变深　减少
5. 核固缩　核碎裂　核溶解
6. 细胞水肿　脂肪变性　玻璃样变性　黏液样变性　病理性钙化
7. 凝固性坏死　液化性坏死　干酪样坏死　坏疽　纤维素样坏死　脂肪坏死
8. 不稳定细胞　稳定细胞　永久性细胞
9. 凋亡信号转导　凋亡基因激活　细胞凋亡的执行　凋亡细胞的清除
10. 血肿形成　纤维性骨痂形成　骨性骨痂形成　骨痂改建或再塑

四、问答题

1. 化生的概念见前述名词解释部分。

常见的化生类型主要有：①柱状上皮（如子宫颈和支气管黏膜上皮）、移行上皮化生为鳞状上皮；②慢性萎缩胃炎时胃黏膜腺上皮可发生肠上皮化生；③在间叶组织中，纤维组织可化生为软骨组织或骨组织。

2. 常见的变性有细胞水肿、脂肪变性、玻璃样变性、黏液性变性和病理性钙化。

各种变性的主要镜下特点是：

（1）细胞水肿：请参考问答题第4题答案。

（2）脂肪变性：镜下可见核周有许多圆形小空泡，可融合成大空泡。

（3）玻璃样变性：发生于细胞内，镜下可见细胞胞质内蛋白质形成均质、红染的近圆形小体；发生于结缔组织，镜下可见结缔组织中纤维细胞和血管均减少，胶原纤维变粗、融合，形成均质、淡红染的索状、片状结构；发生细动脉壁，血浆蛋渗出和基膜样物质沉积而形成均质性红染的玻璃样物质。

（4）黏液性变性（略）。

（5）病理性钙化（略）。

3. 细胞核的变化是坏死的标志性改变，表现为核固缩、核碎裂、核溶解。

4. 细胞水肿的病理变化：肉眼可见病变器官体积增大、包膜紧张、切面隆起、边缘外翻、颜色苍白而浑浊，曾被称为浑浊肿胀。光镜可见细胞弥漫性肿胀，细胞质可见细小红染颗粒，称为颗粒变性，重度水肿的细胞质淡染、清亮，称为气球样变性。

5. 坏死的结局：溶解吸收、分离排出、机化、包裹、钙化。

6. 肉芽组织是指新生的毛细血管及成纤维细胞构成的幼稚结缔组织。肉眼观：鲜红色，颗粒状，柔软湿润，形似鲜嫩的肉芽。其成分包括新生的毛细血管、大量成纤维细胞，并常含大量的渗出液及炎细胞。

肉芽组织在组织修复过程中具有重要作用，包括：①抗感染，保护创面；②填补创口及其他组织缺损；③机化或包裹坏死组织、血栓、炎性渗出物及其他异物。

7. 坏死与凋亡的不同点如下表所示：

比较项目	坏死	凋亡
诱导因素	病理性损伤因素	生理性和病理性因素
基因调控	无，被动过程	有，主动过程
病变范围	一般发生于多数细胞	发生于单个或几个细胞
细胞形态	肿胀，胞膜及细胞结构破坏	皱缩，核固缩，胞膜及细胞器相对完整
凋亡小体	无	有
炎症反应	存在	缺乏
生化特点	无新蛋白质合成，不耗能	有新蛋白质合成，耗能 DNA 片段化，电泳呈均梯状条带
DNA 分解	弥漫生降解，电泳呈均一 DNA 条带	

（金贺）

第三章 局部血液循环障碍

目的要求

1. 掌握淤血、血栓形成、栓塞和梗死的概念，淤血的后果，血栓的形成条件，贫血性梗死和出血性梗死的发生条件、常见部位和病理变化。

2. 熟悉充血的概念和类型，动脉性充血的概念、病理改变及后果，出血的概念，梗死对机体的影响和结局，血栓的类型及对机体的影响。

3. 了解动脉性充血的原因，出血的类型、病变、后果；脂肪栓塞、气体栓塞、羊水栓塞和其他栓塞的概念及对机体的影响。

重点难点分析

由于动脉血液流入过多引起局部组织或器官血管内血量增多，称动脉性充血或主动性充血，简称"充血"。组织或器官由于静脉回流受阻，血液淤积于小静脉和毛细血管内，称为静脉性充血或被动性充血，简称"淤血"。静脉性充血的原因：静脉受压、静脉管腔阻塞、心力衰竭。病理变化：淤血组织及器官体积增大，包膜紧张，重量增加，暗红色，代谢功能低下，产热减少，可概括为"紫、肿、凉、功能低下"。后果：淤血性水肿、淤血性出血、实质细胞损伤（萎缩、变性和坏死）、间质增生（淤血性硬化）。

在活体的心脏或血管内，血液有形成分形成固体质块的过程称为血栓形成，所形成的固体质块称为血栓。该概念特别强调在活体的心脏或血管腔内，因为机体死亡后在其心脏和血管腔内的血液可凝固成的固体块不叫血栓，而称为血凝块。血栓形成条件及形成过程是本章学习难点。血栓形成有三个条件：心血管内膜的损伤，血流状态的改变，血液的高凝状态。其中心血管内膜的损伤是重要原因。血栓形成的过程实际上就是血液在心血管内凝固的过程，有许多凝血物质参与，其中血小板起关键性作用，血小板黏附、黏集并释放大量凝血物质参与了血栓形成过程的初始阶段及全过程。延续性血栓头部为白色血栓（以血小板为主），血栓体部为混合血栓（以血小板小梁、红细胞、白细胞、纤维素为主），血栓尾部为红色血栓（以红细胞为主）。透明血栓多发生于微循环小血管内，主要由纤维素构成。血栓的结局：①溶解、吸收或脱落；②机化与再通；③血栓的钙化。

循环血液中出现的不溶于血液的异常物质，随血液流动阻塞血管腔的现象，称为栓塞。造成栓塞的异常物质称为栓子。栓子可以是固体、液体或气体，其中最常见的是血栓栓子。栓塞的类型有血栓栓塞、脂肪栓塞、气体栓塞、羊水栓塞等。

局部组织、器官由于血流迅速中断而引起的缺血性坏死，称为梗死，其形成过程称为梗死形成。梗死形成的原因：血栓形成、动脉栓塞、动脉痉挛、血管腔受压闭塞。贫血性梗死（白色梗死）的发生条件：动脉阻塞、组织结构致密、侧支循环不丰富。好发部位：心、脾、肾。肉眼：梗死灶灰白色，周边有充血、出血带，形状为血管分布范围（脾、肾梗死灶呈锥体形，心肌梗死灶呈不规则的地图形）。镜下：凝固性坏死，早期保留组织轮廓，外围炎细胞浸润带。出血性梗死（红色梗死）发生条件：动脉阻塞，严重淤血、双重血液循环、组织疏松。好发部位：肺、肠。肉眼：梗死灶呈暗红色或紫黑色，肺梗死灶呈锥体形，肠梗死灶呈节段形。光镜：凝固性坏死，梗死灶内弥漫性出血。

在学习本章的过程中还需注意：局部血液循环障碍与全身血液循环障碍，各种局部血液循环障碍之间，血液循环障碍与组织细胞损伤均有密切关系。例如，风湿性心瓣膜病（二尖瓣狭窄伴关闭不全）患者既可有全身血液循环障碍，同时也可出现肝、脾、肾、肺等器官淤血。淤血时血流减慢易引起血栓形成，在淤血的基础上亦为出血性梗死创造了条件。另外，局部血液循环障碍也可带来全身血液循环障碍，甚至带来极严重的影响，如心肌梗死可引起急性心力衰竭，导致心源性休克等全身血液循环障碍。局部血液循环障碍各种表现也是互相联系的。

名词解释

1. 充血：局部组织或器官血管内血液含量增多称为充血。可分为动脉性充血和静脉性充血两类。

2. 动脉性充血：由于动脉血液流入过多引起局部组织或器官血管内血量增多，称动脉性充血或主动性充血，简称充血。

3. 静脉性充血：组织或器官由于局部静脉回流受阻，血液淤积于小静脉和毛细血管内，称为静脉性充血，又称为被动性充血，简称淤血。

4. 心衰细胞：指左心衰竭时，肺泡内的红细胞被巨噬细胞吞噬，红细胞的血红蛋白被分解成棕黄色的含铁血黄素颗粒，这种吞噬有含铁血黄素颗粒的巨噬细胞称为心衰细胞。

5. 槟榔肝：即慢性肝淤血。右心衰竭时，在肝切面可见红黄相间的网络状花纹（肝细胞脂肪变性区呈黄色，而肝小叶静脉和肝窦因淤血呈深红色），形似槟榔的切面，故称为槟榔肝。

6. 出血：血液自心血管管腔溢出到体外、体腔或组织间隙，称为出血。

7. 血栓形成：在活体的心脏或血管内，血液有形成分形成固体质块的过程，所形成的固体质块称为血栓。

8. 栓塞：由于血栓脱落引起的栓塞，称为血栓栓塞。

9. 栓子：造成栓塞的异常物质称为栓子。

10. 脂肪栓塞：循环血流中出现游离脂肪滴并阻塞血管，称为脂肪栓塞。

11. 气体栓塞：气体阻塞血管或心腔的过程，称为气体栓塞。

12. 梗死：局部器官或组织因血流迅速阻断引起的缺血性坏死，称为梗死。

习题

一、单项选择题

1. 脑动脉充血时可能引起的最严重后果是（　　）。
   A. 颅内压升高
   B. 脑水肿
   C. 头痛头晕
   D. 脑血管破裂出血
   E. 脑脊液增多

2. 大量放腹水后，腹腔细动脉反射性扩张而致的充血称（　　）。
   A. 生理性充血
   B. 炎性充血
   C. 减压后充血
   D. 静脉性充血
   E. 急性充血

3. 淤血组织或器官的主要病变是（   ）。
   A. 体积增大，色暗红，切面干燥，温度增高
   B. 体积增大，色暗红，切面湿润，温度降低
   C. 体积增大，色苍白，切面湿润，温度降低
   D. 体积缩小，色暗红，切面湿润，温度降低
   E. 体积增大，色苍白，切面干燥，温度升高

4. 肺泡壁毛细血管扩张充血，肺泡腔内有红细胞、水肿液，及吞噬含铁血黄素的巨噬细胞，间质有纤维组织增生，应诊断为（   ）。
   A. 急性肺淤血
   B. 慢性肺淤血
   C. 大叶性肺炎充血水肿期
   D. 大叶性肺炎红色肝样变期
   E. 大叶性肺炎灰色肝样变期

5. 门静脉回流受阻，可引发下列哪个脏器淤血？（   ）
   A. 脑
   B. 肝
   C. 肾
   D. 肺
   E. 脾

6. 心力衰竭细胞指左心衰竭时出现的（   ）。
   A. 含脂褐色的心肌细胞
   B. 脂肪变性的心肌细胞
   C. 含有黑色素的巨噬细胞
   D. 胞浆内含有铁血黄素的巨噬细胞
   E. 含有尘埃的巨噬细胞

7. 槟榔肝的形成是因为（   ）。
   A. 肝脂变和肝窦淤血交互存在
   B. 结缔组织增生和肝脂变交互存在

   C. 肝淤血和出血交互存在
   D. 肝细胞坏死和肝脂变交互存在
   E. 肝细胞坏死和增生交互存在

8. 左心衰引起淤血的器官是（   ）。
   A. 肺
   B. 肝
   C. 脾
   D. 下肢
   E. 胃肠道

9. 下列不属于淤血的后果的是（   ）。
   A. 淤血性水肿
   B. 淤血性出血
   C. 栓塞
   D. 实质细胞萎缩、变性和坏死
   E. 淤血性硬化

10. 下列哪种因素与血栓形成无关（   ）。
    A. 血流缓慢
    B. 心血管内膜损伤
    C. 纤维蛋白溶解酶增加
    D. 血液黏稠度增加
    E. 血流中出现涡流

11. 构成白色血栓的主要成分是（   ）。
    A. 白细胞
    B. 纤维蛋白
    C. 血小板
    D. 红细胞
    E. 纤维组织

12. 血栓与血管壁黏着最牢固的是（   ）。
    A. 血栓头
    B. 血栓体
    C. 血栓尾
    D. 附壁血栓
    E. 透明血栓

13. 构成微血栓的主要成分是（   ）。

A. 纤维素
B. 血小板
C. 白细胞
D. 红细胞
E. 微生物

14. 延续性血栓形成的顺序为（ ）。
A. 白色血栓，红色血栓，混合血栓
B. 白色血栓，混合血栓，红色血栓
C. 红色血栓，混合血栓，白色血栓
D. 混合血栓，红色血栓，白色血栓
E. 混合血栓，白色血栓，红色血栓

15. 血栓的哪部分与血凝块的结构相似？（ ）
A. 血栓头
B. 血栓体
C. 血栓尾
D. 微血栓
E. 混合血栓

16. 心脏附壁血栓常属于（ ）。
A. 白色血栓
B. 混合血栓
C. 红色血栓
D. 血凝块
E. 透明血栓

17. 透明血栓常见于（ ）。
A. 心腔内
B. 大静脉
C. 中动脉
D. 主动脉
E. 毛细血管

18. 最常见的栓塞类型是（ ）。
A. 血栓栓塞
B. 气体栓塞
C. 脂肪栓塞
D. 羊水栓塞
E. 瘤细胞栓塞

19. 股静脉血栓脱落后最终栓塞在（ ）。
A. 肺动脉主干及其分支
B. 肺静脉
C. 肾动脉
D. 肠系膜动脉
E. 脑内动脉

20. 左心附壁血栓脱落后常引起（ ）。
A. 门静脉栓塞
B. 脑动脉栓塞
C. 肝静脉栓塞
D. 肺动脉栓塞
E. 股静脉栓塞

21. 来自门脉系的栓子常栓塞在（ ）。
A. 肝动脉
B. 肝内门静脉分支
C. 肝静脉
D. 肠系膜静脉
E. 脾静脉

22. 梗死灶的形状为锥形，主要取决于（ ）。
A. 梗死灶的大小
B. 梗死灶内的含血量
C. 该器官的血管分布
D. 该器官的组织结构
E. 梗死的时间

23. 出血性梗死常发生于（ ）。
A. 脑、肺
B. 肠、脾
C. 肾、心脏
D. 肠、肺
E. 心脏、肺

24. 贫血性梗死常发生于（ ）。
A. 脾、肾、心脏
B. 肺、肠、脑
C. 脾、肠、肺
D. 脑、肺、心脏

E. 肠、脑、心脏

25. 脾、肾等器官梗死后的组织损伤多属于（　　）。

A. 干性坏疽
B. 湿性坏疽
C. 气性坏疽
D. 凝固性坏死
E. 液化性坏死

26. 梗死后最易发生液化的器官是（　　）。

A. 脑
B. 肠
C. 肾
D. 心肌
E. 脾

27. 心肌梗死灶的肉眼形状常为（　　）。

A. 锥体形
B. 节段性
C. 地图形
D. 楔形
E. 圆形

28. 肠扭转可引起肠壁发生（　　）。

A. 贫血性梗死
B. 干性坏疽
C. 气性坏疽
D. 出血性梗死
E. 液化性坏死

29. 下列有关脾梗死病理特点的叙述错误的是（　　）。

A. 多由血栓栓塞所致
B. 梗死灶呈灰白色，锥体形
C. 交界处有明显的充血、出血带
D. 属出血性梗死
E. 梗死组织呈凝固性坏死

30. 下列血栓引起梗死的过程，正确的顺序是（　　）。

A. 血液凝固→栓塞→血栓形成→梗死
B. 血栓形成→栓子→栓塞→梗死
C. 栓子→血栓形成→栓塞→梗死
D. 血流缓慢→栓塞→栓子→梗死
E. 栓塞→栓子→血流阻断→梗死

二、多项选择题

1. 慢性肺淤血的病变特点包括（　　）。

A. 肺泡壁毛细血管扩张充血
B. 肺泡腔内有心衰细胞
C. 肺泡腔内有水肿液、红细胞
D. 肺泡间隔变窄
E. 肺泡腔内有大量纤维蛋白

2. 下列哪些是慢性肝淤血的病理变化？（　　）

A. 中央静脉内有微血栓形成
B. 肝窦内可见心衰细胞
C. 中央静脉及附近肝窦扩张、充血
D. 小叶周边肝细胞脂肪变性
E. 中央静脉周围肝细胞萎缩

3. 静脉性充血是由于（　　）。

A. 静脉受压
B. 静脉管腔阻塞
C. 静脉管腔狭窄
D. 静脉壁通透性增高
E. 心力衰竭

4. 长期慢性淤血的后果是（　　）。

A. 淤血性水肿
B. 淤血性出血
C. 间质纤维组织增生
D. 实质细胞萎缩、变性及坏死
E. 小静脉及毛细血管扩张充血

5. 下列哪些情况容易引起血栓形成？（　　）

A. 严重烧伤
B. 长期卧床
C. 产后大出血
D. 动脉瘤形成

E. 静脉内膜炎

6. 微血栓发生于（　　　）。
A. 微循环毛细血管内
B. 大静脉内
C. 粥样斑块表面
D. DIC 时
E. 高血压患者

7. 股静脉血栓形成后可发生（　　　）。
A. 阻塞血流
B. 脱落形成栓子
C. 机化
D. 钙化
E. 血流完全恢复

8. 左心室血栓脱落引起（　　　）。
A. 脑动脉栓塞
B. 肺动脉栓塞
C. 肾动脉栓塞
D. 下肢动脉栓塞
E. 脾动脉栓塞

9. 肺动脉阻塞后，下列哪些情况下易发生肺出血性梗死？（　　　）
A. 肺心病
B. 右心衰竭
C. 二尖瓣狭窄
D. 左心衰竭
E. 肺炎

10. 血栓对机体的影响有（　　　）。
A. 血管破裂处可止血
B. 炎症灶内的血栓可防止细菌扩散
C. 可阻塞血管造成栓塞
D. 可脱落造成栓塞
E. 心瓣膜上的血栓可造成瓣膜变形

三、填空题

1. 局部充血可分为_____和_____两类。

2. 因静脉回流受阻，血液淤积于_____和_____内，使局部组织或器官_____增多，称为_____，又称_____。

3. 静脉性充血时，局部组织和器官体积_____，颜色_____，代谢和功能_____，温度_____。

4. 长期慢性淤血可以引起_____，_____和_____等后果。

5. 慢性肝淤血，镜下见_____、_____扩张淤血，_____萎缩和脂肪变性，长期慢性肝淤血，肝内_____增生，形成_____肝硬化。

6. 血液从心血管内逸出，称为_____，血液流入组织间隙或体腔内时称为_____，血液流出体外称为_____。

7. 梗死灶的形状决定于该器官的_____，肾、脾、肺等梗死灶呈_____，肠梗死灶呈_____，心肌梗死灶呈_____。

8. _____指活体心血管内，血液成分形成固体质块的过程。所形成的固体质块称为_____。

9. 血栓形成的条件是_____、_____、_____。

10. 延续性血栓可分为_____、_____、_____三部分。

11. 根据血栓的形态，将血栓分为_____、_____、_____、_____四大类。

12. 透明血栓由_____构成，主要见于_____。

13. 血栓的结局有_____、_____、_____和_____。

14. 循环血液中出现的不溶于血液的异常物质，随着血流阻塞血管管腔的现象称为_____，阻塞血管的物质称为_____。

15. 来自左心和动脉系统的栓子，常

栓塞于_____。

16. 引起肺动脉栓塞的栓子，常来自_____和_____。

17. 局部器官和组织因_____而侧支循环不能有效建立而引起的缺血性坏死，称为_____。

18. 梗死可分为_____和_____。

19. 贫血性梗死多发生于_____、_____的器官。

20. 出血性梗死形成的条件包括：_____、_____、_____。出血性梗死常发生于_____和_____等器官。

21. 病理条件下出现的游离脂滴主要见于_____和_____。

四、问答题

1. 简述淤血的原因、病理变化及后果。

2. 简述栓子的运行途径。

3. 以大手术后卧床不起的患者发生下肢静脉血栓形成为例，分析血栓形成的可能条件及其发生的后果。

4. 血栓形成、栓塞及梗死之间有何联系？

5. 试述肺淤血、肝淤血时的病理变化（肉眼及镜下）。

6. 常见的栓塞类型有哪些？简述肺动脉栓塞时栓子的来源及对机体的影响。

参考答案

一、单项选择题

1. D　2. C　3. B　4. B
5. E　6. D　7. A　8. A
9. C　10. C　11. C　12. A
13. A　14. B　15. C　16. B
17. E　18. A　19. A　20. B
21. B　22. C　23. D　24. A
25. D　26. A　27. C　28. D
29. D　30. B

二、多项选择题

1. ABC　2. CDE　3. ABCE
4. ABCD　5. ABCDE　6. AD
7. ABCD　8. ACDE　9. CD
10. ABCDE

三、填空题

1. 动脉性充血　静脉性充血

2. 小静脉　毛细血管　血量　静脉性充血　淤血

3. 增大　暗红色　减弱　降低

4. 淤血性水肿　淤血性出血　实质细胞萎缩、变性和坏死　淤血性硬化

5. 肝血窦及肝小叶中央静脉　肝细胞　结缔组织　淤血性

6. 出血　内出血　外出血

7. 血管分布　锥形　节段性　地图状

8. 血栓形成　血栓

9. 心血管内膜损伤　血流缓慢或涡流形成　血液凝固性增高

10. 白色血栓　混合血栓　红色血栓

11. 白色血栓　混合血栓　红色血栓　透明血栓

12. 纤维素和少量血小板　弥漫性血管内凝血（DIC）

13. 软化、溶解、吸收　机化与再通　钙化

14. 栓塞　栓子

15. 各器官小动脉内

16. 右心　体静脉系统

17. 血流阻断　梗死

18. 贫血性梗死　出血性梗死

19. 组织结构较致密　侧支循环不丰富

20. 严重淤血　双重血液循环　组织

疏松 肺 肠

21. 外伤致储存脂肪进入血液 血脂乳化状态失去稳定性

四、问答题

1. （1）淤血的原因有：①静脉管腔狭窄或阻塞；②静脉受压；③心力衰竭。

（2）淤血的病理变化为：①肉眼：局部组织或器官体积增大，包膜紧张，重量增加，暗红色或紫红色，体表皮肤和黏膜出现紫绀；局部温度降低（大、紫、冷）。②镜下：小静脉和毛细血管扩张，充血。

（3）长期慢性淤血的后果：①淤血性水肿；②淤血性出血；③实质细胞损伤；④间质增生。

2. 栓子运行的途径：栓子的运行途径一般与血流方向一致。常见的运行途径如下：

（1）正向性栓塞：①右心和体静脉系统的栓子，最终栓塞在肺动脉主干及其分支；②左心和体循环动脉内的栓子，最终栓塞在各器官的小动脉内，以脑、肾、脾和下肢多见；③来自门静脉系统的栓子，一般栓塞在肝内门静脉分支。

（2）交叉性栓塞，少见。

（3）逆行性栓塞，罕见。

3. （1）血栓形成的条件：①心血管内膜的损伤，手术会造成血管内膜受损。②血流状态改变，长期卧床下肢静脉受压，血流缓慢，静脉瓣处血流易出现涡流，局部凝血因子和凝血酶积聚达到凝血过程所需要的浓度。③血液凝固性增加，大失血时，血液中血小板浓度增加，凝血因子增加。

（2）后果：血栓形成可阻塞血管管腔。长期慢性淤血可引起淤血性水肿，淤血性出血，实质细胞萎缩、变性、坏死，淤血性硬化。下肢静脉血栓脱落形成栓子，随血流运行阻塞肺血管管腔引起肺栓塞。

4. 血栓形成、栓塞及梗死之间的联系为：

（1）活体的心、血管内血液成分形成固体质块的过程称为血栓形成，所形成的固体质块称为血栓。血栓形成可阻塞血管腔，如血栓使局部组织的动脉血流阻断，侧支循环不能有效建立，引起组织缺血性坏死，造成梗死。

（2）血栓若部分软化，在血流冲击下形成血栓栓子，随血流运行的血栓栓子阻塞血管管腔引起栓塞。血栓栓塞使局部组织的动脉血流阻断，侧支循环不能有效建立，引起组织缺血性坏死，造成梗死。

5. （1）肺淤血的病理变化。

肉眼观：肺体积增大，重量增加，暗红色，质地变实，切开时断面可流出淡红色泡沫状液体。

光镜下：肺泡间隔毛细血管扩张淤血，肺泡间隔增宽，肺泡腔内可有淡红色的水肿液、红细胞，肺泡内的红细胞被巨噬细胞吞噬，红细胞的血红蛋白被分解成棕黄色的含铁血黄素颗粒，这种吞噬有含铁黄素颗粒的巨噬细胞称为"心力衰竭细胞"。长期肺淤血，引起肺间质纤维组织增生，质地变硬，形成肺褐色硬变。

（2）肝淤血的病理变化。

肉眼观：肝脏体积增大，重量增加，包膜紧张略增厚，质较实，色暗红，在肝切面上可见红黄相间的网络状花纹，形似槟榔的切面（槟榔肝）。

光镜下：肝小叶中央静脉及其周围的血窦高度扩张充血，小叶中央区的肝细胞发生萎缩，甚至消失，小叶周边区的肝细胞因缺氧而发生脂肪变性。长期慢性肝淤血时，由于小叶中央肝细胞萎缩消失，网状纤维胶原化，同时汇管区纤维结缔组织增生，形成淤血性肝硬化。

6. 常见的栓塞类型有血栓栓塞、脂肪栓塞、气体栓塞和羊水栓塞及癌细胞栓塞等。

栓子来源：引起肺动脉栓塞的血栓栓子约95%来自下肢深部静脉，特别是腘静脉、股静脉和髂静脉，偶可来自盆腔静脉和右心附壁血栓，少数来自颅内静脉窦。

其对机体的影响有：①无显著影响，栓子较小，双重血供；②肺动脉高压症，特发性；③肺出血性梗死；④肺动脉栓塞症。

（赵婷秀）

第四章 炎 症

目的要求

1. 掌握炎症的概念，炎症局部的基本病理变化和炎症的类型及各类炎症的病变特点、好发部位。
2. 熟悉炎症介质的概念和主要作用，炎症的局部表现和全身反应及结局。
3. 了解炎症的原因。

重点难点分析

炎症是一种十分常见而又重要的病理过程，机体各器官、组织在受致炎因子刺激时皆可发生炎症。炎症是具有血管系统的活体组织对损伤因子所发生的以防御为主的反应。

炎症局部的基本病理变化是本章的重点和难点。炎症的基本病理变化为局部组织的变质、渗出和增生。

变质是指炎症局部组织、细胞发生的各种变性和坏死。变质可发生于实质细胞，也可发生于间质组织。除了形态改变外，变质时分解代谢增强，炎区酸性产物增多。

渗出是炎症最具特征性的变化，是本章重点中的重点。渗出的白细胞和抗体在局部可发挥重要的防御作用。但渗出须以血管反应为前提，渗出过程包括血流动力学改变、血管壁通透性升高和血液成分渗出。不同的炎细胞渗出有不同的特点：中性粒细胞游走能力最强，游出最早，移动最快，淋巴细胞最弱；急性炎症或炎症早期及化脓性炎以中性粒细胞为主，24～48小时后单核细胞游出；病毒感染以淋巴细胞为主；过敏反应以嗜酸性粒细胞为主。

增生也是一种防御反应，具有限制炎症扩散和损伤修复的作用。增生是由致炎因子的长期作用和炎区内的代谢产物刺激局部组织而产生的反应。增生常发生在炎症后期和慢性炎症，少数见于急性炎症时，如急性增生性肾小球肾炎。增生的成分主要包括单核巨噬细胞、成纤维细胞、毛细血管内皮细胞、被覆上皮、腺上皮及其他实质细胞。但是，增生过度可破坏组织，如慢性肝炎导致的肝硬化。

总之，不同类型的炎症尽管临床表现千差万别，但其基本病理变化特征都是变质、渗出和增生，只不过在不同类型的炎症或某一种炎症的不同时期，以某一种或两种病理变化为主。一般而言，在炎症早期和急性炎症以变质和渗出为主，炎症后期和慢性炎症则以增生为主。变质是以损伤为主的过程，而渗出和增生是以抗损伤为主的防御反应和修复过程。

炎症介质是本章的难点，只要求掌握概念和炎症介质的主要作用。炎症介质指炎症过程中产生的参与引起炎症反应的化学活性物质，可由细胞释放或由体液产生。其主要作用为扩张小血管，使血管壁通透性升高、白细胞趋化作用、发热和致痛作用、组织损伤。

炎症的类型及各型炎症的病变特点也是本章重点中的重点。炎症分急性炎症和慢性炎症两种。急性炎症包括变质性炎和渗出性炎两类，慢性炎症分为非特异性增生性炎和特异性增生性炎两类。

变质性炎是指以组织细胞的变性、坏死为主，而渗出和增生性变化比较轻微的炎症，心、肝、脑等多见，如病毒性肝炎、乙型脑炎、阿米巴痢疾。

渗出性炎是以渗出为主，而变质和增生性变化比较轻微的炎症。根据渗出物成分的不同，渗出性炎可分为浆液性炎、纤维素性炎、化脓性炎、出血性炎、卡他性炎。其中，浆液性炎以浆液渗出为特征，主要成分是浆液，浆液内含3%～5%的蛋白质，混少量白细胞和纤维素；好发部位为皮肤、浆膜、黏膜。纤维素性炎的病变特征是：以纤维蛋白原渗出并在炎症灶内形成纤维素为主；好发部位为浆膜、黏膜和肺，发生在黏膜的纤维素性炎又称假膜性炎，如细菌性痢疾、咽白喉、气管白喉。化脓性炎又依病因、发生部位及病变特点的不同，分为蜂窝织炎、脓肿、表面化脓和积脓三类。蜂窝织炎主要为溶血性链球菌引起的疏松结缔组织的弥漫性化脓性炎，常发生于皮肤、肌肉和阑尾；脓肿主要为金黄色葡萄球菌引起的局限性的化脓性炎，常发生于皮下和内脏。表面化脓和积脓是指发生在黏膜和浆膜的化脓性炎。表面化脓多见于尿道和支气管，积脓以浆膜腔、胆囊和输卵管多见。

非特异性增生性炎以慢性炎症多见，少数见于急性炎症。浸润细胞主要为淋巴细胞、浆细胞和单核细胞，常伴明显纤维结缔组织增生，如慢性胆囊炎致胆囊壁增厚，也可有上皮细胞、腺体等增生形成炎性息肉，如鼻息肉、宫颈息肉，炎性假瘤多见于肺与眼眶。特异性增生性炎是指炎症局部以巨噬细胞及其演化的细胞增生为主，并形成境界清楚的结节状病灶，又称肉芽肿性炎或炎性肉芽肿，根据其病原性质的不同可分为感染性肉芽肿和异物性肉芽肿两大类。

炎症的临床表现与结局：局部表现为红、肿、热、痛和功能障碍，全身反应可见发热、外周血白细胞增多、单核巨噬细胞系统增生（常表现为肝、脾、淋巴结的肿大）。炎症有不同的经过和结局。

名词解释

1. 炎症：指具有血管系统的活体组织对损伤因子所发生的以防御为主的反应。

2. 变质：指炎症局部组织、细胞发生的各种变性和坏死。

3. 渗出：指炎症局部组织血管内的液体、蛋白质和各种白细胞通过血管壁进入组织间隙、体腔、黏膜表面或体表的过程。

4. 趋化作用：渗出的白细胞向炎症灶定向游走集中的现象，称为趋化作用。

5. 炎细胞浸润：渗出的白细胞聚集于炎症局部组织间隙内，称为炎细胞浸润。

6. 炎症介质：指炎症过程中产生并参与引起炎症反应的化学物质，亦称化学介质。

7. 假膜性炎：纤维素性炎发生在黏膜时，渗出的纤维素、白细胞和其下的坏死黏膜组织形成一层灰白色的膜状物，称为假膜，这种炎症又称为假膜性炎。

8. 蜂窝织炎：指发生在疏松组织的弥漫性化脓性炎，主要由溶血性链球菌引起。

9. 脓肿：为局限性化脓性炎伴脓腔形成，常发生于皮下和内脏，主要由金黄色葡萄球菌引起。

10. 炎性息肉：发生在黏膜局部，黏膜上皮、腺上皮和肉芽组织增生可形成向外表突出的带蒂肿物。

11. 炎性假瘤：指炎性增生形成一个境界清楚的肿瘤样团块，称为炎性假瘤，属于非特异性增生性炎。

12. 特异性增生性炎：指炎症局部以巨噬细胞及其演化的细胞增生为主，形成境界清楚的结节状病灶，又称肉芽肿性炎或炎性肉芽肿。

13. 败血症：是指细菌入血，并在血中生长繁殖及产生毒素，患者常有寒战、高热、皮肤黏膜多发性出血点、脾肿大及全身淋巴结肿大等临床表现，严重者可并发中毒性休克。

习题

一、单项选择题

1. 下列叙述最符合炎症的定义的是（ ）
   A. 是机体血管系统对致炎因子的反应
   B. 是致炎因子诱发的机体的血管反应
   C. 是具有血管系统的活体组织发生的防御反应
   D. 是具有血管系统的活体组织的损伤反应
   E. 是具有血管系统的活体组织对损伤因子的防御反应

2. 最常见的致炎因子是（ ）。
   A. 坏死组织
   B. 化学性因子
   C. 生物性因子
   D. 异常免疫反应
   E. 物理性因子

3. 炎症最具特征性的变化是（ ）。
   A. 变质
   B. 增生
   C. 渗出
   D. 红肿
   E. 热痛

4. 炎症发生时的血流动力学改变首先出现在（ ）。
   A. 细静脉
   B. 细动脉
   C. 毛细血管
   D. 小动脉
   E. 小静脉

5. 炎症过程中，液体渗出的主要因素有（ ）。
   A. 渗透压升高
   B. 血管壁通透性升高
   C. 炎区血流缓慢
   D. 动脉充血
   E. 静脉淤血

6. 炎症时血管内的血液成分经血管壁进入组织间隙的过程称为（ ）。
   A. 渗出
   B. 转移
   C. 漏出
   D. 浸润
   E. 游出

7. 以中性粒细胞渗出为主，并伴有不同程度的组织坏死和脓液形成为特征的炎症是（ ）。
   A. 假膜性炎
   B. 浆液性炎
   C. 化脓性炎
   D. 卡他性炎
   E. 出血性炎

8. 蜂窝织炎病变不易局限的原因不包括（ ）。
   A. 发生在疏松组织
   B. 细菌分泌链激酶
   C. 组织坏死明显
   D. 细菌分泌透明质酸酶
   E. 无肉芽组织包裹

9. 患者男性，26岁，肛旁脓肿破溃后流脓不断。入院检查：肛旁创口为外口、内口与直肠相通，此疾病诊断为

( )。
    A. 空洞
    B. 窦道
    C. 瘘管
    D. 溃疡
    E. 糜烂

10. 在细菌感染的炎症病变中,最常见的炎细胞是( )。
    A. 淋巴细胞
    B. 浆细胞
    C. 中性粒细胞
    D. 嗜酸粒细胞
    E. 单核-吞噬细胞

11. 在病毒感染的病灶中最常见的炎细胞是( )。
    A. 淋巴细胞
    B. 浆细胞
    C. 中性粒细胞
    D. 嗜酸粒细胞
    E. 单核-吞噬细胞

12. 脓细胞是指变性、坏死的( )。
    A. 淋巴细胞
    B. 浆细胞
    C. 中性粒细胞
    D. 嗜酸粒细胞
    E. 单核巨噬细胞

13. 在寄生虫感染引起的炎症病灶中,最常见的炎细胞是( )。
    A. 淋巴细胞
    B. 浆细胞
    C. 中性粒细胞
    D. 嗜酸粒细胞
    E. 单核-吞噬细胞

14. 嗜酸粒细胞的主要功能是( )。
    A. 吞噬抗原抗体复合物、杀伤寄生虫
    B. 吞噬细菌、细胞碎片
    C. 释放内源性致热源
    D. 产生抗体
    E. 产生补体

15. 特异性增生性炎的泡沫细胞主要来源于( )。
    A. 淋巴细胞
    B. 浆细胞
    C. 中性粒细胞
    D. 嗜酸粒细胞
    E. 单核巨噬细胞

16. 炎症的变质是指局部发生( )。
    A. 萎缩和变性
    B. 萎缩和坏死
    C. 变性和坏死
    D. 变性和再生
    E. 坏死和再生

17. 下列哪项不属于变质性炎?( )
    A. 白喉杆菌外毒素引起的心肌炎
    B. 病毒性肝炎
    C. 乙型脑炎
    D. 阑尾蜂窝织炎
    E. 阿米巴结肠炎

18. 下列哪项不属于浆液性炎?( )
    A. 皮肤Ⅱ度烧伤时出现的水疱
    B. 结核性胸膜炎时的胸腔积液
    C. 蚊虫叮咬时出现的水泡
    D. 感冒初期的鼻炎
    E. 肝硬化时出现的腹腔积液

19. 关于纤维素性炎的叙述,下列哪项是正确的?( )
    A. 合并有少量中性粒细胞浸润时应称为化脓性纤维素性炎
    B. 其好发部位为皮下和内脏
    C. 其好发部位为黏膜、浆膜和肺

D. 假膜主要由纤维素、红细胞、坏死组织等组成

E. 咽喉部的假膜容易剥脱

20. 下列肠道疾病中哪种属于假膜性炎？（　　）

A. 肠伤寒

B. 肠结核

C. 急性细菌性痢疾

D. 中毒型细菌性痢疾

E. 阿米巴痢疾

21. 下列哪个部位形成的假膜性炎对人的危险性最大？（　　）

A. 咽喉

B. 气管

C. 结肠

D. 直肠

E. 回盲部

22. 溶血性链球菌主要引起（　　）。

A. 脓肿

B. 表面化脓和积脓

C. 弥漫性化脓性炎

D. 局限性化脓性炎

E. 疖痈

23. 金黄色葡萄球菌主要引起（　　）。

A. 脓肿

B. 变质性炎

C. 纤维素性炎

D. 蜂窝织炎

E. 肉芽肿性炎

24. 下列肺部炎症中哪种属纤维素性炎？（　　）

A. 肺结核

B. 病毒性肺炎

C. 大叶性肺炎

D. 小叶性肺炎

E. 支原体肺炎

25. 出血性炎是指渗出物中含有大量的（　　）。

A. 中性粒细胞

B. 红细胞

C. 淋巴细胞

D. 嗜酸性细胞

E. 嗜碱性细胞

26. 卡他性炎常发生在以下哪些部位？（　　）

A. 呼吸道、胃肠道

B. 子宫、卵巢

C. 囊肿、输卵管

D. 肝、脑

E. 肾、膀胱

27. 非特异性增生性炎多呈（　　）。

A. 慢性炎症

B. 急性炎症

C. 结节状病灶

D. 变性坏死

E. 亚急性炎

28. 炎症假瘤属于（　　）。

A. 非特异性增生性炎

B. 特异性增生性炎

C. 变质性炎

D. 纤维素性炎

E. 良性肿瘤

29. 肉芽肿主要由下列哪种细胞增生形成？（　　）

A. 成纤维细胞

B. 巨噬细胞

C. 淋巴细胞

D. 浆细胞

E. 血管内皮细胞

30. 下列病变中有朗汉斯巨细胞存在的是（　　）。

A. 新月体

B. 伤寒小体

C. Aschoff 小体

D. 结核结节

E. 硅结节

31. 下列哪项不是引起异物肉芽肿的原因？（ ）
   A. 外科缝线
   B. 粉尘
   C. 滑石粉
   D. 伤寒杆菌
   E. 木刺

32. 下列哪一类型炎症的红、肿、热、痛功能障碍都表现较明显？（ ）
   A. 体表的急性炎症
   B. 体表的慢性炎症
   C. 内脏的急性炎症
   D. 内脏的慢性炎症
   E. 体表及内脏的急性炎症

33. 感染性炎症时，比较突出的全身表现是（ ）。
   A. 水肿
   B. 发热
   C. 外周白细胞增多
   D. 单核巨噬细胞增生
   E. 疼痛

34. 下列哪种疾病外周白细胞无明显增高？（ ）
   A. 肝脓肿
   B. 阑尾蜂窝细炎
   C. 伤寒
   D. 小叶性肺炎
   E. 流脑

二、多项选择题

1. 下列哪些不属于肉芽肿性炎的疾病？（ ）
   A. 伤寒
   B. 原发性肺结核
   C. 消化性溃疡
   D. 风湿性心肌炎
   E. 阿米巴病

2. 单核巨噬细胞系统增生主要包括（ ）。
   A. 肝
   B. 脾
   C. 淋巴结
   D. 肺
   E. 心

3. 肉芽肿病变中主要包括的细胞成分有（ ）。
   A. 单核巨噬细胞
   B. 中性粒细胞
   C. 类上皮细胞
   D. 成纤维细胞
   E. 淋巴细胞

4. 下列疾病中属于纤维素性炎的有（ ）。
   A. 大叶性肺炎
   B. 乙型脑炎
   C. 脓肿
   D. 绒毛心
   E. 细菌性痢疾

5. 下列疾病中属于化脓性炎的有（ ）。
   A. 急性阑尾炎
   B. 病毒性肝炎
   C. 流行性脑膜炎
   D. 细菌性痢疾
   E. 结肠阿米巴病

6. 下列疾病中属于变质性炎的有（ ）。
   A. 病毒性肝炎
   B. 急性阑尾炎
   C. 阿米巴痢疾
   D. 流行性脑膜炎
   E. 肠伤寒

7. 下列疾病中属于假膜性炎的有（ ）。
   A. 咽白喉
   B. 风湿性心包炎

C. 气管白喉

D. 细菌性痢疾

E. 结肠阿米巴病

8. 渗出过程主要有哪些步骤？（　　）

A. 白细胞边集和附壁

B. 白细胞黏着

C. 白细胞游出

D. 白细胞的趋化作用

E. 白细胞的吞噬、免疫及组织损伤作用

9. 炎细胞的吞噬过程可分为下列哪几个阶段？（　　）

A. 识别和黏着

B. 吞入

C. 杀伤或降解

D. 趋化

E. 游出

10. 败血症的临床表现可见（　　）。

A. 寒战、高热

B. 皮肤及黏膜多发性出血点

C. 脾肿大

D. 神志不清

E. 昏迷

11. 炎症扩散的途径有（　　）。

A. 局部蔓延

B. 血道播散

C. 淋巴道播散

D. 自然管道播散

E. 种植性转移

12. 下列哪些为炎症的结局？（　　）

A. 纤维化

B. 瘢痕

C. 全身播散

D. 迁延不愈

E. 结构和功能恢复

13. 炎症渗出的发生机制有（　　）。

A. 血管内流体静压升高

B. 血浆胶体渗透压升高

C. 毛细血管壁通透性升高

D. 组织液流体静压升高

E. 组织液胶体渗透压升高

14. 渗出液的主要特点有（　　）。

A. 液体浑浊

B. 细胞数大于 $0.5 \times 10^9/L$

C. 密度小于 1.018

D. 能自凝

E. Rivalta 试验阳性

15. 漏出液的主要特点有（　　）。

A. 发生机制主要为血管壁通透性增高

B. 发生机制主要为静脉回流受阻

C. 液体浑浊

D. 液体澄清

E. 不能自凝

三、填空题

1. 炎症的基本病理变化包括_____、_____、_____。

2. 炎症局部临床表现为_____、_____、_____、_____、_____。

3. 嗜酸性粒细胞常见于_____、_____和_____。

4. 炎症的全身表现有_____、_____、_____。

5. 假膜的组成成分包括_____、_____、_____。

6. 单核细胞、巨噬细胞可以演变为具有病理诊断意义的_____、_____、_____、_____。

7. 炎症病灶中炎细胞吞噬和杀伤细菌的步骤为：_____、_____、

8. 炎症介质的主要作用有_____、_____、_____、_____、_____。

9. 脓肿可进一步发展为_____、_____。

10. 纤维素性炎多发生于_____、_____、_____。

四、问答题

1. 何为炎症？引起炎症的原因有哪些？

2. 简述白细胞渗出的过程。

3. 简述炎细胞的种类及其功能。

4. 急性炎症分为哪几种类型？请分别列举出各种炎症常见的例子。

5. 试述慢性炎症的分类及病变特点。

6. 简述炎症的局部表现及其机制。

7. 简述纤维素性炎的好发部位及病变特点。

8. 简述不同的炎细胞渗出的特点。

9. 比较渗出液与漏出液的区别。

10. 患儿陈×，男性。3天前患儿出现精神萎靡，食欲不振，昨天早上起床后感到右上臂内侧疼痛并红肿。患儿有低热，但能活动。当晚患部疼痛加剧，红肿也加重，不敢活动，并有发热、头痛和头昏。今日上午来院就诊。

局部检查：右上臂内侧有 2 cm×3 cm 大小红肿区，略隆起，触之有波动感，体表发热，压痛明显。活动受限。同侧腋窝淋巴结肿大，触之有疼痛感。体温 39.5 ℃，白细胞计数 18×10^9/L，分类：中性粒细胞80%，杆状核4%。

（1）该患者的诊断是什么？
（2）治疗原则如何？

参考答案

一、单项选择题

1. E	2. C	3. C	4. B
5. B	6. A	7. C	8. C
9. C	10. C	11. A	12. C
13. D	14. A	15. E	16. C
17. D	18. E	19. C	20. C
21. B	22. C	23. A	24. C
25. B	26. A	27. A	28. A
29. B	30. D	31. D	32. A
33. B	34. C		

二、多项选择题

1. CE   2. ABC   3. ACDE
4. ADE   5. AC   6. AC
7. ACD   8. ABCDE   9. ABC
10. ABCDE   11. ABCD
12. ABCDE   13. ACE
14. ABDE   15. BDE

三、填空题

1. 变质　渗出　增生

2. 红　肿　热　痛　功能障碍

3. 过敏反应　寄生虫感染

4. 发热　外周白细胞增多　单核巨噬细胞系统增生

5. 纤维素　白细胞　坏死组织

6. 伤寒细胞　泡沫细胞　朗汉斯细胞　风湿细胞

7. 识别和黏着　吞入　杀伤或降解

8. 扩张小血管　使血管壁通透性增高　白细胞趋化作用　发热致痛　组织损伤

9. 溃疡　窦道　瘘管

10. 浆膜　黏膜　肺

四、问答题

1. 炎症的概念见前述名词解释部分。引起炎症的原因主要有：①生物性因子；②理化因子；③异常免疫反应。

31

2. 白细胞渗出的过程：白细胞边集和附壁，白细胞黏着，白细胞游出，趋化作用，白细胞在炎症局部的作用（吞噬、免疫和组织损伤作用）。

3. 炎细胞分为中性粒细胞、巨噬细胞、嗜酸性粒细胞、嗜碱性粒细胞、淋巴细胞和浆细胞。其功能请参考教材（《病理学》，黄玉芳主编，中国中医药出版社 2012 年版；下同）第 59～61 页。

4. 急性炎症分为变质性炎、渗出性炎两类。举例：①变质性炎：病毒性肝炎、乙型脑炎、阿米巴痢疾。②渗出性炎：肝脓肿、脑脓肿、阑尾蜂窝织炎、大叶性肺炎、小肠假膜性炎、绒毛心等。

5. 慢性炎症分为非特异性增生性炎和特异性增生性炎两类。非特异性增生性炎以慢性炎症多见，浸润细胞主要为淋巴细胞、浆细胞和单核细胞，如炎性息肉、鼻息肉、宫颈息肉；炎性假瘤多见于肺与眼眶。特异性增生性炎是指炎症局部以巨噬细胞以及其演化的细胞增生为主，并形成境界清楚的结节状病灶，又称肉芽肿性炎或炎性肉芽肿，根据其病原性质的不同可分为感染性肉芽肿和异物性肉芽肿两大类，如肠伤寒、原发性肺结核、风湿病等。

6. （1）炎症的局部可表现为红、肿、热、痛及功能障碍，尤以体表的急性炎症最为明显。红、热是由于炎症局部血管扩张、血流加快所致。肿是由于局部炎症性充血、血液成分渗出引起。疼痛与多种因素如渗出物压迫和某些炎症介质的直接作用于神经末梢有关。炎症时由于实质细胞的变性与坏死、代谢障碍、炎性渗出物的压迫等引起不同程度的功能障碍，如病毒性肝炎时肝细胞的变性坏死可引起肝功能障碍，急性心包炎可因心包积液的压迫而影响心脏功能。

7. （1）纤维素性炎好发部位为浆膜、黏膜和肺。

（2）纤维素性炎的病变特点：①黏膜。纤维素性炎发生在黏膜时，渗出的纤维素、白细胞和其下的坏死黏膜组织形成一层灰白色的膜状物，又称假膜性炎。②浆膜。发生在心包膜的纤维素性炎，由于心脏搏动，渗出的纤维素被牵拉成绒毛状，称为绒毛心。③肺。大叶性肺炎时，肺泡腔有大量纤维素充填，可致肺实变。

8. 不同的炎症由于致炎因子不同，炎症局部存在的趋化因子也不相同，故渗出的白细胞也不相同。中性粒细胞游走能力最强，游出最早，移动最快，急性炎症或炎症早期及化脓性炎以中性粒细胞为主；24～48 小时后由单核细胞取代；故单核细胞多见于急性炎症后期和慢性炎症；淋巴细胞渗出最弱，多见于慢性炎症和病毒感染；过敏反应和寄生虫感染以嗜酸性粒细胞为主。

9. 渗出液与漏出液的区别请参考教材第 56 页表 4-1。

10. （1）诊断：右上臂脓肿。诊断依据：①局部检查可见有红、肿、热、痛及功能障碍，并见右上臂内侧有 2 cm×3 cm 大小红肿区。②患者有明显的全身反应，如发热、白细胞增高、淋巴结肿大等。

（2）入院后应该手术切开进行排脓，并给予抗菌素治疗。

（杨巧红）

第五章 肿 瘤

目的要求

1. 掌握肿瘤的概念，肿瘤的异型性，肿瘤的生长与扩散，良性肿瘤与恶性肿瘤的区别，肿瘤的命名原则，癌与肉瘤的区别。
2. 熟悉肿瘤的分类，肿瘤对机体的影响，常见上皮组织和间叶组织肿瘤的病变特点。
3. 了解肿瘤的病因学和发病学，肿瘤生长生物学及肿瘤对机体的影响。

重点难点分析

肿瘤是机体在各种致瘤因素作用下，局部组织细胞在基因水平上失去对其生长的正常调控，导致克隆性异常增生而形成的新生物，常表现为局部肿块。肿瘤性增生的本质，既有别于生理性增生，也不同于炎症性增生和损伤与修复的增生，肿瘤的增生呈相对无止境生长，与整个机体不协调，而且在病因除去后细胞增生仍不停止。

肿瘤命名的一般原则是表明肿瘤的组织来源和生物学特性（良性或恶性）。癌是指来源于上皮组织的恶性肿瘤，肉瘤是指来源于间叶组织的恶性肿瘤。

肿瘤的基本特征：肿瘤的形状与生长部位和良恶性有关；通常为单发，颜色与起源组织相似，癌一般为灰白色；硬度与起源组织、实质与间质的比例以及有无变性、坏死有关。任何一种肿瘤组织成分都可分为实质和间质两部分。肿瘤实质是肿瘤细胞，它决定肿瘤的生物学特点和各种肿瘤的特殊性。间质由结缔组织和血管组成，对实质有支持和营养作用。

肿瘤的异型性是本章的重点。异型性是指肿瘤组织无论在细胞形态和组织结构上，都与其起源的正常组织有不同程度的差异，这种差异称为异型性。肿瘤的异型性大小反映了肿瘤组织的分化程度，在肿瘤学中是指肿瘤细胞和组织与其起源的成熟细胞和组织的相似程度。肿瘤异型性小，表明它与起源的正常组织和细胞相似，因而分化程度高；异型性大者，表示其与起源的正常组织和细胞有很大的不同。识别肿瘤异型性大小是诊断肿瘤、确定肿瘤的良恶性以及恶性程度高低的主要组织学依据。肿瘤的异型性主要包括肿瘤细胞的异型性和肿瘤组织结构的异型性。良性肿瘤细胞的异型性小，一般与其起源的正常细胞相似；而恶性肿瘤细胞常具有明显异型性，表现为瘤细胞的多形性、瘤细胞核的多形性和瘤细胞胞质的改变。肿瘤组织结构的异型性是指肿瘤组织在空间排列方式上与其起源的正常组织的差异（包括肿瘤细胞的排列、层次、极向以及实质与间质的关系等方面）。

各种肿瘤的生长速度有很大的差别，主要取决于肿瘤的分化程度。良性肿瘤生长速度较慢，恶性肿瘤生长速度较快。肿瘤的生长方式分为膨胀性生长、浸润性生长和外生性生长。肿瘤的扩散是恶性肿瘤重要的生物学特性，是导致患者死亡的主要原因。肿瘤的扩散途径包括直接蔓延和转移，常见的转移途径为淋巴道转移、血道转移及种植性转移。

良性肿瘤与恶性肿瘤的区别也是本章的重点内容。良性肿瘤与恶性肿瘤在生物学特点上有明显不同，因而对机体的影响也不同。区别良性肿瘤与恶性肿瘤，对于临床治疗和预后具有重要的指导作用。

癌前病变是指某些具有癌变潜在可能的良性病变，如长期存在有少数可能转变为癌。常见的癌前病变有黏膜白斑、慢性子宫颈炎伴宫颈糜烂、乳腺增生性纤维囊性病变、结肠和直肠的息肉状腺瘤、慢性萎缩性胃炎和胃溃疡、慢性溃疡性结肠炎、皮肤慢性溃疡和肝硬化。

肿瘤已成为一种常见病，来源于上皮组织的良性肿瘤可分为乳头状瘤和腺瘤，腺瘤又分为纤维腺瘤、囊腺瘤、多形性腺瘤、息肉状腺瘤；来源于上皮的恶性肿瘤有鳞状细胞癌、基底细胞癌、移行上皮癌、腺癌。来源于间叶组织的良性肿瘤主要有纤维瘤、脂肪瘤、平滑肌瘤，来源于间叶组织的恶性肿瘤主要有纤维肉瘤、脂肪肉瘤、平滑肌肉瘤。恶性肿瘤已是危害人类健康最严重的疾病之一。

名词解释

1. 肿瘤：指机体在各种致瘤因素作用下，局部组织的细胞在基因水平上失去对其生长的正常调控，导致克隆性的异常增生而形成的新生物，常表现为局部肿块。

2. 异型性：肿瘤组织无论在细胞形态和组织结构上，都与其起源的正常组织有不同程度的差异，这种差异称为异型性。

3. 转移：恶性肿瘤细胞从原发部位侵入淋巴管、血管或体腔，迁徙到他处继续生长，形成与原发瘤同类型的肿瘤，这个过程称为转移，所形成的肿瘤称为继发瘤或转移瘤。

4. 癌：来源于上皮组织的恶性肿瘤。

5. 肉瘤：来源于间叶组织的恶性肿瘤。

6. 癌前病变：指某些具有癌变潜在可能的良性病变，如长期存在有少数可能转变为癌。

7. 原位癌：累及上皮或表皮全层的重度非典型增生或癌变，但尚未突破基膜而向下浸润性生长，称为原位癌。

8. 角化珠：分化好的鳞状细胞癌的癌巢中央可出现同心圆状红染角化物，称为角化珠或癌珠。

9. 非典型增生：指活跃增生的上皮细胞出现一定的异型性，但还不足以诊断为癌。光镜下见增生的细胞层次增多，排列紊乱，极向消失；细胞大小不等，形态多样，核大而浓染，核浆比例增大，核分裂增多，但多为正常核分裂象。

10. 交界瘤：一些肿瘤的组织形态介于良性与恶性肿瘤之间，称为交界性肿瘤。

11. 恶病质：恶性肿瘤晚期患者可发生严重消瘦、无力、贫血、全身衰竭、皮肤干枯呈黄褐色，称为恶病质。

12. 胶样癌：腺上皮来源的一种恶性肿瘤，由于腺癌细胞分泌多量黏液，使该肿瘤肉眼观呈灰白色、湿润、半透明的胶冻状，故称为胶样癌。

13. 实性癌：腺上皮来源的一种恶性肿瘤，由于分化低而无腺腔样结构，形成实体性癌巢，癌细胞异型性明显，恶性程度高。

14. 上皮内瘤变：指上皮从非典型性增生到原位癌这一连续的过程，可分为上皮内瘤变Ⅰ级、Ⅱ级和Ⅲ级。

15. 异位内分泌综合征：一些非内分泌腺肿瘤能产生和分泌激素或激素类物质，引起内分泌紊乱的临床症状，这种肿瘤称为异位内分泌性肿瘤，其所引起的临床症状称为异位内分泌综合征。此类肿瘤多为恶性肿瘤，以癌居多，如肺癌、胃癌、结肠癌、肝癌等，也可见于肉瘤如纤维肉瘤、平滑肌肉瘤等。此外，弥散性神经内分泌系统（APUD系统）的肿瘤，也可产生生物胺或多肽激素，如类癌、嗜铬细胞瘤等。

16. 副肿瘤综合征：由于肿瘤的产物（包括产生的异位激素）或异常的免疫反应（包括交叉免疫、自身免疫、免疫复合物沉着等）或其他不明原因，还可引起内分泌、神经、消化、造血、骨关节、肾及皮肤等系统发生一些病变和临床表现，如周围神经病变、高血钙、肌病等。这些表现不是由原发肿瘤或转移灶所在部位直接引起的，而是通过上述途径间接引起的，故称为副肿瘤综合征。

习题

一、单项选择题

1. 下列哪项不符合肿瘤性增生？（　　）

    A. 生长旺盛

    B. 相对的无止境生长

    C. 与机体不协调

    D. 不同程度地丧失分化成熟的能力

    E. 增生过程中致瘤因子持续存在

2. 下列哪种形态的肿块，癌的可能性最大？（　　）

    A. 乳头状

    B. 火山口状溃疡

    C. 质硬

    D. 灰白色

    E. 肿块大

3. 确定良恶性肿瘤及恶性度高低的主要依据是（　　）。

    A. 对机体的影响

    B. 生长速度

    C. 肿瘤的异型性

    D. 继发变化

    E. 生长方式

4. 下列哪项是恶性肿瘤细胞的形态结构特点？（　　）

    A. 核大

    B. 多核

    C. 核仁大

    D. 核膜厚

    E. 病理性核分裂象

5. 诊断肉瘤的主要依据是（　　）。

    A. 恶性肿瘤细胞弥漫性分布，并与间质分界不清

    B. 青年人

    C. 异型性明显，并有核分裂

    D. 无包膜

    E. 肺部转移

6. 淋巴结转移性肿瘤首先出现在（　　）。

    A. 淋巴结门部

    B. 髓窦

    C. 生发中心

    D. 边缘窦

    E. 被膜

7. 肿瘤血道转移的确切根据是（　　）。

    A. 恶性肿瘤细胞侵入静脉

    B. 恶性肿瘤细胞侵入动脉

    C. 血液中查见肿瘤细胞

    D. 肿瘤细胞栓塞于远隔器官动脉并生长

    E. 在远隔器官形成不同类型的肿瘤

8. 肿瘤性增生与其他类型的增生最根本的区别是（　　）。

    A. 增生迅速

    B. 增生范围广

    C. 增生持续进行

    D. 增生对机体有害

    E. 增生细胞分化不成熟

9. 下列哪项不属于癌前病变？（ ）
   A. 黏膜白斑
   B. 乳腺纤维腺瘤
   C. 结肠多发性腺瘤性息肉病
   D. 胃溃疡
   E. 乳腺纤维囊性病
10. 上皮非典型增生是指（ ）。
   A. 上皮细胞增生，但极性不丧失
   B. 不转移
   C. 不浸润上皮下层
   D. 上皮细胞异型增生、排列紊乱、极向消失
   E. 不会进一步发展为原位癌或浸润性癌
11. 最能体现腺癌的特点是（ ）。
   A. 发生于腺上皮
   B. 癌细胞呈腺样排列
   C. 癌巢形成
   D. 呈结节状外观
   E. 异型性明显
12. 乳腺纤维腺瘤的特点是（ ）。
   A. 呈分叶性外观
   B. 由腺上皮及纤维组织构成
   C. 易发生恶变
   D. 瘤实质的腺腔形成不明显
   E. 包膜不完整，切除后易复发
13. 除下列哪种外都是致癌物质？（ ）
   A. 5-羟色胺
   B. 苯胺
   C. 亚硝胺
   D. 二甲基氨基偶氮苯
   E. 3，4-苯并芘
14. 除下列哪种外都是致癌物质？（ ）
   A. 砷
   B. 金
   C. 铬
   D. 镍
   E. 镉
15. 恶性肿瘤的主要特征是（ ）。
   A. 浸润性生长和转移
   B. 细胞丰富
   C. 巨细胞形成
   D. 核分裂象多见
   E. 血管丰富
16. 下列哪种癌最易发生血道转移？（ ）
   A. 胃癌
   B. 绒毛膜上皮癌
   C. 子宫颈癌
   D. 鼻咽癌
   E. 肠癌
17. 下列哪项是原位癌的主要特征？（ ）
   A. 发生于子宫颈黏膜上皮
   B. 是一种早期癌
   C. 癌变累及上皮全层，但未浸润至黏膜下层
   D. 未发生转移
   E. 可长期保持原来的结构，甚至消退
18. 淋巴结转移性癌的诊断依据是（ ）。
   A. 淋巴结肿大
   B. 淋巴结内出现癌巢
   C. 淋巴结变硬
   D. 淋巴结疼痛
   E. 淋巴滤泡内出现异型细胞
19. 良性肿瘤与恶性肿瘤的根本区别在于肿瘤的（ ）。
   A. 大小
   B. 生长速度
   C. 组织来源
   D. 形状
   E. 分化程度

20. 来源于三个胚层组织的肿瘤是（ ）。
   A. 癌
   B. 肉瘤
   C. 畸胎瘤
   D. 交界瘤
   E. 混合瘤

21. 不发生癌的组织是（ ）。
   A. 皮肤附属器
   B. 软骨
   C. 子宫内膜
   D. 甲状旁腺
   E. 肾上腺

22. 肿瘤实质是指（ ）。
   A. 肿瘤的本质
   B. 肿瘤组织
   C. 结缔组织
   D. 肿瘤细胞
   E. 肿瘤的异常增生

23. 肿瘤的分化程度高是指（ ）。
   A. 与起源的组织相似
   B. 肿瘤周围有大量淋巴细胞
   C. 高度恶性的肿瘤
   D. 有较大的异型性
   E. 不容易引起器官的阻塞和破坏

24. 食管脱落细胞学检查时，下列哪项支持食管癌的诊断？（ ）
   A. 出现大量鳞状上皮细胞
   B. 出现中性粒细胞
   C. 出现大量腺上皮细胞
   D. 出现核大、深染、核仁明显的细胞
   E. 出现大量红细胞

25. 呈浸润性生长的良性肿瘤是（ ）。
   A. 平滑肌瘤
   B. 脂肪瘤
   C. 纤维瘤
   D. 脉管瘤
   E. 骨瘤

26. 淋巴道转移最后可经（ ）进入血流再继发血道转移。
   A. 动脉
   B. 静脉
   C. 胸导管
   D. 毛细血管
   E. 淋巴管

27. CIN 是指（ ）。
   A. 子宫颈上皮内瘤变
   B. 子宫平滑肌瘤
   C. 子宫颈癌
   D. 宫颈息肉
   E. 子宫原位癌

28. 平滑肌瘤最多见于（ ）。
   A. 胃
   B. 子宫
   C. 肠
   D. 食管
   E. 气管

29. 下列哪种肿瘤易发生恶变？（ ）
   A. 卵巢黏液性囊腺瘤
   B. 乳腺纤维腺瘤
   C. 腮腺多形性腺瘤
   D. 皮肤乳头状瘤
   E. 家族性结肠多发性腺瘤性息肉病

30. 非霍奇金淋巴瘤（NHL）常见部位为（ ）。
   A. 颈部淋巴结
   B. 腋下淋巴结
   C. 腹股沟淋巴结
   D. 消化道
   E. 呼吸道

31. 存在于煤焦油中，具有强致癌性的主要成分为（ ）。
   A. 3，4 - 苯并芘

B. 4-氨基联苯

C. 亚硝酸盐

D. 黄曲霉毒素

E. 环磷酰胺

二、多项选择题

1. 恶性肿瘤细胞的特点是（　　）。

　A. 细胞大小不一，形态不规则

　B. 核与胞浆的比例增大

　C. 核深染，核仁肥大

　D. 胞浆嗜酸性

　E. 胞浆内核蛋白体增多

2. 恶性肿瘤常具有下列哪些特点？（　　）

　A. 瘤细胞的多形性明显

　B. 瘤组织的排列、极向紊乱明显

　C. 瘤细胞核的多形性明显

　D. 瘤细胞浆多呈嗜碱性

　E. 病理性核分裂多见

3. 良性肿瘤具有下列哪些特点？（　　）

　A. 分化较成熟、异型性小

　B. 生长缓慢

　C. 手术后很少复发

　D. 不转移

　E. 一般对机体无严重影响

4. 恶性肿瘤具有下列哪些特点？（　　）

　A. 分化不成熟、异型性大

　B. 生长较快

　C. 浸润性生长

　D. 可转移

　E. 对机体的影响严重

5. 下列哪些肿瘤是上皮组织来源的良性肿瘤？（　　）

　A. 膀胱乳头状瘤

　B. 卵巢浆液性囊腺瘤

　C. 纤维肉瘤

　D. 子宫平滑肌瘤

　E. 霍奇金淋巴瘤

6. 下列哪些肿瘤是间叶组织来源的恶性肿瘤？（　　）

　A. 骨肉瘤

　B. 纤维肉瘤

　C. 脂肪肉瘤

　D. 平滑肌肉瘤

　E. 恶性神经鞘瘤

7. 下列哪些肿瘤是恶性肿瘤？（　　）

　A. 不成熟畸胎瘤

　B. 霍奇金淋巴瘤

　C. 黑色素瘤

　D. 白血病

　E. 横纹肌肉瘤

8. 下列哪些肿瘤不是良性肿瘤？（　　）

　A. 肌母细胞瘤

　B. 纤维瘤病

　C. 神经母细胞瘤

　D. 软骨母细胞瘤

　E. 肾母细胞瘤

9. 有关原位癌的描述正确的是（　　）。

　A. 肿瘤细胞向上皮细胞分化

　B. 癌细胞局限于基底膜以内

　C. 累及表皮全层的重度非典型增生或癌变

　D. 乳腺小叶体内癌未侵入小叶外者，称为小叶原位癌

　E. 癌细胞突破基底膜

10. 有关乳头状瘤的说法，下列哪些是正确的？（　　）

　A. 由被覆上皮发生，向表面呈外生性生长，外观多呈乳头状、菜花状、绒毛状

　B. 肿瘤的根部常有粗大的蒂与正常

组织相连

C. 每一乳头由具有血管的分支状结缔组织间质构成轴心

D. 表面覆盖的增生上皮可为鳞状上皮、柱状上皮或移行上皮

E. 外耳道、阴茎和结肠的乳头状瘤较易恶变，膀胱乳头状瘤很少恶变

11. 有关鳞状细胞癌的叙述，下列哪些是正确的？（　　　　）

A. 发生在鳞状上皮覆盖的部位或黏膜上皮、发生鳞状上皮化生后的部位

B. 常发生在皮肤、口腔、唇、喉、食管、宫颈、外阴、阴茎等部位

C. 低分化鳞状细胞癌亦有癌珠形成和细胞间桥明显

D. 常呈菜花状，可因癌组织坏死脱落形成溃疡，癌组织同时向深层浸润性生长

E. 主要通过血道转移

12. 腺上皮发生的癌包括（　　　　）。

A. 腺癌

B. 黏液癌

C. 单纯癌

D. 髓样癌

E. 硬癌

13. 癌的特点有（　　　　）

A. 上皮组织来源的恶性肿瘤

B. 呈灰白色，质较硬，较干燥

C. 形成癌巢，瘤实质与间质分界清楚

D. 较常见，多见于40岁以上的成年人

E. 多经淋巴道转移

14. 肉瘤的特点有（　　　　）。

A. 肿瘤细胞弥漫分布，实质与间质分界清楚

B. 间叶组织来源的恶性肿瘤

C. 呈灰红色、湿润，质软、鱼肉状

D. 临床上较少见，多见于青少年

E. 多经血道转移

15. 血道转移可累及许多器官，但最常见的是（　　　　）。

A. 肺

B. 肠

C. 肾

D. 骨

E. 肝

16. 肿瘤分期的主要原则是根据（　　　　）。

A. 原发瘤大小、浸润深度

B. 原发瘤周围临近器官受累情况

C. 有无局部淋巴结及远处淋巴结的转移

D. 有无血源性转移

E. 有无远距离转移

17. 下列哪些为间叶组织来源的肿瘤？（　　　　）

A. 皮肤乳头状瘤

B. 子宫平滑肌瘤

C. 软骨肉瘤

D. 霍奇金淋巴瘤

E. 海绵状血管瘤

18. 霍奇金淋巴瘤最常累及的淋巴结为（　　　　）。

A. 颈部淋巴结

B. 腋下淋巴结

C. 锁骨上淋巴结

D. 纵膈淋巴结

E. 腹膜后及主动脉旁淋巴结

三、填空题

1. 肿瘤的生长方式有_____、_____、_____。

2. 常见的癌前病变有_____、_____、_____、_____、_____、_____和_____

____。

3. 任何一个肿瘤的组织成分都可概括为_____和_____两部分。

4. 癌常见的组织学类型有_____、_____、_____、_____和_____。

5. 生物学表现介于良恶性肿瘤之间的一类肿瘤叫_____，在一定条件下可_____。

6. 恶性肿瘤在外生性生长的同时，其基底部往往_____。

7. 来自被覆上皮，呈乳头状生长的良性肿瘤称_____；来自上皮组织，分化极差的恶性肿瘤称_____；来自骨组织的恶性肿瘤称_____；来自脂肪组织的良性肿瘤称_____。

8. 实体癌是一种低分化的_____，在癌巢小而少且间质结缔组织多时，称为_____，在癌巢较大较多而结缔组织相对较少时，称为_____。

9. 癌的淋巴道转移有其规律性，乳腺外上象限的乳腺癌首先到达_____，肺癌首先到达_____，鼻咽癌首先到达_____，晚期胃癌则转移到_____。

10. 血道转移运行途径包括：瘤细胞经体循环转移到_____，瘤细胞经门静脉转移到_____，瘤细胞经肺静脉及左心进入体循环转移到_____，瘤细胞经脊椎静脉丛转移到_____。

11. 与人类肿瘤发生密切相关的DNA病毒有三种：HPV主要与_____有关，EBV主要与_____和_____有关，HBV主要与_____有关，HBV感染与_____的协同作用是肝癌高发的主要致癌因素。

12. 霍奇金淋巴瘤临床最常见的表现是_____，可伴有_____、_____、_____和_____。

13. 鳞癌肉眼观肿瘤常呈_____，表面可坏死形成_____。

14. 鳞癌镜下可见癌细胞形成大小不等的团块或条索状的_____，并向深层浸润。分化好的鳞癌细胞间可见_____，在癌巢中央可见红染同心圆状排列的角化物，称为_____或_____。

四、问答题

1. 何为肿瘤？试述肿瘤性增生和非肿瘤性增生的区别。

2. 肿瘤如何命名、分类？

3. 恶性肿瘤细胞的异型性表现在哪些方面？

4. 简述肿瘤的生长方式。

5. 简述肿瘤的扩散途径。

6. 为什么血道转移是肉瘤最常见的转移途径？血道转移瘤有何特点？

7. 试述良性肿瘤与恶性肿瘤之间的区别。

8. 试述癌与肉瘤的区别。

9. 简述鳞状细胞癌的组织来源、好发部位及镜下特点。

10. 试述肿瘤发生的环境致癌因素。

参考答案

一、单项选择题

1. E　2. B　3. C　4. E
5. A　6. D　7. D　8. E
9. B　10. D　11. B　12. B
13. A　14. C　15. A　16. B
17. C　18. B　19. E　20. C
21. B　22. D　23. A　24. D
25. D　26. C　27. A　28. B
29. E　30. A　31. A

二、多项选择题

1. ABCE　2. ABCDE　3. ABCDE
4. ABCDE　5. AB　6. ABCD
7. ABCDE　8. CE　9. ABCD
10. ACD　11. ABD　12. ABCDE
13. ABCDE　14. BCDE　15. AE
16. ABCDE　17. BCE　18. AC

三、填空题

1. 膨胀性生长　外生性生长　浸润性生长
2. 黏膜白斑　乳腺增生性纤维囊性增生　大肠腺瘤　慢性萎缩性胃炎　慢性溃疡性结肠炎　皮肤慢性溃疡　肝硬化
3. 实质　间质
4. 鳞状细胞癌　基底细胞癌　尿路上皮癌　腺癌
5. 交界性肿瘤　向肿瘤恶性转化
6. 浸润性生长
7. 乳头状瘤　癌　骨肉瘤　脂肪瘤
8. 腺癌　硬癌　髓样癌或软癌
9. 同侧腋窝淋巴结　肺门淋巴结　同侧颈部淋巴结　左锁骨上淋巴结
10. 肺　肝　全身各器官　脊椎和脑
11. 子宫颈和肛门生殖器区域的鳞状细胞癌　伯基特淋巴瘤　鼻咽癌　肝细胞性肝癌　黄曲霉毒素B_1
12. 局部淋巴结无痛性肿大　贫血　发热　体重下降　瘙痒
13. 菜花状　溃疡
14. 癌细胞巢　细胞间桥　角化珠　癌珠

四、问答题

1. 参考教材第73页。
2. 肿瘤命名的一般原则是：表明肿瘤的组织来源和肿瘤的生物学特性（即良性或恶性）。

（1）常见肿瘤的命名：①良性。来源组织名称＋"瘤"。②恶性。癌——来源上皮组织，肉瘤——来源间叶组织，癌肉瘤——既有癌又有肉瘤的成分。

（2）少数其他肿瘤的命名：①以"母细胞瘤"命名的肿瘤。来源于幼稚组织的肿瘤（恶性：神经母细胞瘤、肾母细胞瘤；良性：肌母细胞瘤、软骨母细胞瘤）。②以"恶性"为字首命名的肿瘤（恶性脑膜瘤、恶性畸胎瘤）。③以"病"或人名命名的肿瘤（白血病、霍奇金淋巴瘤）。④以"瘤"结尾的恶性肿瘤（精原细胞瘤、无性细胞瘤）。⑤以瘤细胞形态命名的肿瘤（燕麦细胞癌、透明细胞肉瘤、印戒细胞癌）。⑥以"瘤病"命名的多发性良性肿瘤。

3. 恶性肿瘤细胞常具有高度异型性，表现为：

（1）瘤细胞多形性。恶性肿瘤细胞一般比正常细胞大，且大小不一，形态不规则，有时出现瘤巨细胞。但少数分化很差的肿瘤其瘤细胞较正常细胞小，且大小形态比较一致。

（2）瘤细胞核的多形性。瘤细胞核体积增大，使细胞核与细胞质比例增大（正常细胞为1∶4～1∶6，恶性肿瘤可接近1∶1）。核大小、形状、染色不一，甚至可出现巨核、双核、多核和奇异形核。由于核内DNA增多，核染色深，染色质呈粗颗粒状，分布不均匀，常堆积于核膜下，使核膜显得增厚。核仁肥大，数目增多。核分裂象增多，特别是出现不对称性、多极性、顿挫性等病理性核分裂象时，对于诊断恶性肿瘤具有重要意义。

（3）瘤细胞胞质的改变。由于瘤细胞胞质内核蛋白体增多而多呈嗜碱性染色。

4. 肿瘤的生长方式有：

（1）膨胀性生长。是大多数良性肿瘤的生长方式。由于良性肿瘤生长缓慢，不侵袭周围组织，随着肿瘤体积逐渐增大，推开或挤压四周组织，常呈结节状生长，有完整包膜，与周围组织分界清楚，位于皮下者触诊时可以推动。易于手术摘除，术后不易复发。如子宫平滑肌瘤。

（2）浸润性生长。为大多数恶性肿瘤的生长方式。由于肿瘤生长迅速，随着瘤细胞不断分裂增生，犹如树根状、蟹足状，浸润并破坏周围组织。一般无包膜，与邻近组织紧密连接而界限不清。触诊时固定不活动，手术不易切除干净，术后易复发。如乳腺癌。

（3）外生性生长。发生在体表、体腔或自然管道表面的肿瘤，常向表面生长，形成突起的"乳头"状、息肉状、蕈伞状、菜花状新生物。良性肿瘤及恶性肿瘤都可呈外生性生长。但恶性肿瘤在外生性生长的同时，其基底部往往向组织深部呈浸润性生长，其表面由于生长迅速，血供不足，易发生坏死脱落而形成溃疡。

5. 肿瘤的扩散途径有直接蔓延和转移两种。

（1）直接蔓延。随着恶性肿瘤不断长大，瘤细胞可连续不断地沿着组织间隙、淋巴管、血管或神束衣侵入并破坏邻近正常组织或器官继续生长，称为直接蔓延。

（2）常见的转移途径为淋巴道转移、血道转移及种植性转移。①淋巴道转移是癌最常见的转移途径。癌细胞侵入淋巴管后，到达局部淋巴结，聚集在边缘窦，后累及整个淋巴结，再继续转移到下一淋巴结。②血道转移是肉瘤最常见的转移途径。恶性肿瘤细胞侵入血管后，可随血流到达远隔器官继续生长，形成转移瘤，血道转移途径与栓子的运行途径相似，即肿瘤→体循环→肺，肿瘤→门静脉→肝，肿瘤→肺静脉→左心→体循环→全身各器官（脑、肾、肾上腺等处），肿瘤→脊椎静脉丛→脊椎、脑。③种植性转移多见于腹腔内的恶性肿瘤，体腔内器官的恶性肿瘤蔓延至器官表面时，瘤细胞可脱落，并像播种一样种植在体腔内其他器官的表面，形成多数转移瘤。如胃癌细胞侵及浆膜后可脱落种植至大网膜、腹膜甚至卵巢等处。

6. （1）血道转移是肉瘤最常见的转移途径。因为恶性肿瘤细胞侵入血管后，可随血流到达远隔器官继续生长，形成转移瘤。由于毛细血管和静脉壁较薄，同时管内压力较低，故瘤细胞多经此入血，少数可经淋巴管入血。进入血管系统的恶性肿瘤细胞与血小板凝聚成团，形成瘤栓。肉瘤组织富含薄壁小血管，易被瘤细胞侵入，故血道转移是肉瘤最常见的转移途径。

（2）血道转移瘤的特点：散在多发，圆形结节状，境界较清楚。位于器官表面的转移瘤，中央可因缺血坏死而塌陷，形成"癌脐"。血道转移虽然可见于许多器官，但最常见的是肺和肝脏。

7. 良性肿瘤与恶性肿瘤之间的区别（见教材第85页表5-2）：

（1）良性肿瘤。①分化程度：分化好，异型性少，与起源组织形态相似；②核分裂象：无或少，不见病理性核分裂象；③生长速度：缓慢；④生长方式：膨胀性或外生性生长，常有包膜，与周围组织分界清楚；⑤继发改变：一般较少见；⑥转移性：不转移；⑦复发：不复发或很少复发；⑧对机体影响：较小，主要为局部压迫或阻塞。

（2）恶性肿瘤。①分化程度：分化低，异型性大，与起源组织形态差别大；②核分裂象：多见，可见病理性核分裂象；③生长速度：较快；④生长方式：浸润性或外生性生长，无包膜，与周围组织分界不清；⑤继发改变：常发生出血、坏死、溃疡、感染等；⑥转移性：常有转移；⑦复发：手术等治疗后易复发；⑧对机体影响：较小，主要为局部压迫或阻塞。

8. 癌与肉瘤的区别（见教材第92页表5-3）：

（1）癌。①组织来源：上皮组织；②发病率：较高，约为肉瘤的9倍，多见于40岁以后的成人；③肉眼特点：灰白色、质硬、粗糙、干燥；④组织学特点：癌细胞多成巢，实质与间质分界清楚；⑤网状纤维：癌巢周围有网状纤维，癌细胞间无网状纤维；⑥转移：多经淋巴道转移；⑦免疫组化：表达上皮组织标记（如细胞角蛋白）。

肉瘤。①组织来源：间叶组织；②发病率：较低，多见于青少年；③肉眼特点：灰红色、质软、湿润、细腻、鱼肉状；④组织学特点：肉瘤多弥漫分布，实质与间质分界不清、间质内血管丰富，纤维组织少；⑤网状纤维：肉瘤细胞间多有网状纤维；⑥转移：多经血道转移；⑦免疫组化：表达间叶组织标记（如波形蛋白）。

9. 鳞状细胞癌的组织来源及好发部位：常发生于有鳞状上皮覆盖的部位，如皮肤、口腔、唇、喉、食管、子宫颈、阴道、阴茎等处；亦见于发生鳞状上皮化生的部位，如支气管、胆囊、肾盂等处。

镜下特点：癌细胞形成大小不等的团块或条索状的癌细胞巢，并向深层浸润。分化好的鳞癌细胞间可见细胞间桥，在癌巢中央可见红染同心圆状排列的角化物，称为角化珠或癌珠。分化差的鳞癌无角化珠形成。

10. 肿瘤发生的环境致癌因素如下：

（1）化学致癌因素。

1) 间接作用的化学致癌物：①多环芳烃类，如3，4-苯并芘；②芳香胺类与氨基偶氮染料，如乙萘胺、联苯胺、4-氨基联苯等；③亚硝胺类，如亚硝酸盐；④真菌毒素，如黄曲霉毒素。

2) 直接作用的化学致癌物：①烷化剂与酰化剂，如抗癌药中的环磷酰胺、氮芥、本丁酸氮芥、亚硝基脲等；②其他直接致癌物，如镍、铬、镉、铍等。

（2）物理性致癌因素。

1) 电离辐射：包括X射线、γ射线、亚原子微粒（β粒子、质子、中子或α粒子）的辐射。

2) 紫外线照射：长期过度照射可引起皮肤癌。

（3）生物致癌因素。

1) 肿瘤病毒：DNA肿瘤病毒，如人类乳头状瘤病毒、EBV病毒、乙型肝炎病毒、RNA肿瘤病毒。

2) 幽门螺杆菌：幽门螺杆菌感染与胃黏膜相关淋巴组织边缘区淋巴瘤（MALT淋巴瘤）发生密切相关。

3) 寄生虫：如埃及血吸虫、日本血吸虫、华支睾吸虫等。

（杨巧红）

第六章 水、电解质代谢紊乱

目的要求

1. 掌握低渗性脱水、高渗性脱水、等渗性脱水和水中毒的概念、原因和机制以及对机体的影响，低钾血症和高钾血症的概念、原因和机制以及对机体的影响。
2. 熟悉钠、钾正常的代谢调节，高容量性高钠血症、等容量性高钠血症的原因和机制。

重点难点分析

水电解质代谢紊乱是临床常见的病理过程，主要表现为体液的容量、分布、电解质浓度及渗透压的异常，可导致组织细胞的代谢紊乱和全身各器官系统的功能障碍，严重者可危及生命。

组成体液的水和电解质有着极其重要的生理功能，是一切生命活动的基础。正常人每天水、电解质的摄入和排出处于动态平衡，来源有饮食和代谢，排出的途径有肾脏、皮肤、消化道和呼吸道。其中，细胞外液的离子以 Na^+、Cl^-、HCO_3^- 为主，而细胞内液的离子则以 K^+、HPO_4^- 和蛋白质为主。体液的渗透压主要取决于电解质的含量，其中血浆渗透压主要由 Na^+、Cl^-、HCO_3^- 所引起，细胞内液的渗透压主要依赖于 K^+、HPO_4^- 来维持。血清 Na^+ 浓度的正常范围是 130～150 mmol/L。水-钠平衡的调节主要通过神经-内分泌系统的调节，如口渴中枢、抗利尿激素、醛固酮、心房钠尿肽、水通道蛋白等途径来保持体液容量和渗透压的相对恒定。

水钠代谢紊乱常伴随发生，根据血钠浓度和体液容量可将水、钠代谢障碍分为低钠血症、高钠血症、正常血钠性水紊乱。

低钠血症是指血清 Na^+ 浓度低于 130 mmol/L，伴有或不伴有细胞外液容量的改变，是临床上常见的水、钠代谢紊乱。低钠血症根据体液容量不同又可分为低容量性低钠血症（低渗性脱水）、等容量性低钠血症、高容量性低钠血症（水中毒）。

高钠血症是指血清 Na^+ 浓度高于 150 mmol/L，并伴有血浆渗透压升高。根据体液容量不同又可分为低容量性高钠血症（高渗性脱水）、高容量性高钠血症（盐中毒）、等容量性高钠血症。其中高容量性低钠血症为重点掌握内容。高容量性低钠血症，又称水中毒，其特点是血清 Na^+ 浓度低于 130 mmol/L，血浆渗透压低于 280 mmol/L，体钠总量正常，细胞内、外液容量均增加。常见原因为水摄入过多和/或排出减少。水中毒对机体最为严重的影响是细胞内外液增多，引起脑水肿所致颅内压增高，并引起各种神经系统症状，甚至可发生脑疝而危及生命。

正常血钠性水紊乱可分为：①正常血钠性细胞外液减少（等渗性脱水）。②血钠正常、水过少；血钠正常性细胞外液过多（水肿）；血钠正常、水过多。

三种类型脱水特点的比较见下表：

	低容量性低钠血症（低渗性脱水）	低容量性高钠血症（高渗性脱水）	血钠正常性细胞外液减少（等渗性脱水）
原因	大量体液丢失只补水	饮水不足，失水过多	水钠成比例丢失
血清Na$^+$	<130 mmol/L	>150 mmol/L	130～150 mmol/L
细胞外液渗透压	<280 mmol/L	>310 mmol/L	280～310 mmol/L
主要失水部位	细胞外液	细胞内液	细胞内、外液
口渴	早期：轻度、无	明显	介于前两者之间
脱水征	明显	无	明显
外周循环衰竭	早期可发生	早期：轻度、无	介于前两者之间
尿量	早期不减少	减少	减少
尿钠	极低	早期较高，严重时降低	减少

正常人摄入钾和排出钾处于动态平衡状态，血清钾维持在 3.5～5.5 mmol/L 的范围。

血清钾浓度低于 3.5 mmol/L，称为低钾血症。其主要原因为钾摄入不足，经胃肠道、肾脏、皮肤丢失，钾摄入不足，以及钾进入细胞内过多。低钾血症对机体的影响与血钾降低的程度以及起病快慢密切相关，低钾血症可使肌肉组织兴奋性降低，最严重者可导致呼吸肌麻痹，可致肌肉松弛无力或弛缓性麻痹，横纹肌溶解；心肌兴奋性增高、自律性增高、传导性降低、收缩性增强以及心电图异常。肾脏尿液浓缩功能障碍、胃肠运动功能减弱、代谢性碱中毒、血糖升高等。

血清钾浓度高于 5.5 mmol/L，称为高钾血症。其主要原因为肾脏排钾减少，钾摄入过多，或钾从细胞内转移到细胞外。高钾血症对机体的影响主要表现为肌无力和心肌传导异常。对肌肉组织的影响与起病快慢和血钾升高的程度密切相关，轻度高钾血症时出现感觉异常、刺痛等症状，严重高钾血症时腱反射消失甚至出现弛缓性麻痹等症状，还可导致心律失常和心脏骤停而死亡。

名词解释

1. 低容量性低钠血症：又称低渗性脱水，特点是失 Na$^+$ 多于失水，血清 Na$^+$ 浓度 < 130 mmol/L，且伴有细胞外液量减少。

2. 低容量性高钠血症：又称高渗性脱水，特点是失水多于失钠，血清 Na$^+$ 浓度 > 150 mmol/L，血浆渗透压 > 310 mmol/L，细胞外液和细胞内液均减少。

3. 等渗性脱水：又称血钠正常性细胞外液减少，特点是水钠成比例丢失，体液容量明显减少，血清钠浓度在 130～150 mmol/L 之间，血浆渗透压在 280～310 mmol/L 之间。

4. 水中毒：又称为高容量性低钠血症，特点是血清 Na$^+$ 浓度低于 130 mmol/L，血浆渗透压低于 280 mmol/L，体钠总量正常，细胞内、外液容量均增加。

5. 泵-漏机制：是调节钾跨细胞转移的基本机制。"泵"是指钠-钾泵，即 Na$^+$-K$^+$-ATP 酶；"漏"是指钾离子顺浓度差通过各种钾离子通道由细胞内液进入细胞外液。

习题

一、单项选择题

1. 血浆中主要的阳离子是（　　）。
   A. Na^+
   B. K^+
   C. Ca^{2+}
   D. Mg^{2+}
   E. Fe^{2+}

2. 血浆中主要的阴离子是（　　）。
   A. HCO_3^-
   B. HPO_4^{2-}
   C. SO_4^{2-}
   D. Cl^-
   E. 蛋白质

3. 细胞内液中最主要的阳离子是（　　）。
   A. Na^+
   B. K^+
   C. Ca^{2+}
   D. Mg^{2+}
   E. Fe^{2+}

4. 体液中各部分间渗透压关系是（　　）。
   A. 细胞内高于细胞外
   B. 细胞内低于细胞外
   C. 血浆低于组织间液
   D. 组织间液低于细胞内液
   E. 细胞内外液基本相等

5. 组织间液和血浆两者含量的主要差别是（　　）。
   A. Na^+
   B. K^+
   C. 有机酸
   D. 蛋白质
   E. 尿素

6. 决定细胞外液渗透压的主要因素是（　　）。
   A. 清蛋白
   B. 球蛋白
   C. Na^+
   D. K^+
   E. 尿素

7. 正常成人血清钠浓度范围为（　　）。
   A. 100～120 mmol/L
   B. 120～130 mmol/L
   C. 130～150 mmol/L
   D. 150～170 mmol/L
   E. 170～190 mmol/L

8. 正常成人血清钾浓度为（　　）。
   A. 1.0～2.5 mmol/L
   B. 2.0～3.0 mmol/L
   C. 2.5～3.5 mmol/L
   D. 3.5～5.0 mmol/L
   E. 5.0～6.5 mmol/L

9. 抗利尿激素（ADH）的作用部位是（　　）。
   A. 近曲小管和远曲小管
   B. 髓袢降支和远曲小管
   C. 髓袢升支和远曲小管
   D. 近曲小管和集合管
   E. 远曲小管和集合管

10. 正常机体水、电解质动态平衡主要是通过什么来调节？（　　）
    A. 神经系统
    B. 内分泌系统
    C. 神经-内分泌系统
    D. 肾、肺
    E. 胃肠道

11. 促使醛固酮分泌增多的最重要因素是（　　）。
    A. 血浆渗透压下降
    B. 血清Na^+上升
    C. 血清K^+下降
    D. 血容量下降

E. 渗透压感受器敏感性上升

12. 细胞外液渗透压增高时首先会引起下列哪项变化？（　　）

A. ADH 上升

B. 醛固酮上升

C. 心钠素上升

D. 细胞内外钠交换上升

E. 血管内外钠交换上升

13. 高钠血症是指血清钠浓度大于（　　）。

A. 120 mmol/L

B. 130 mmol/L

C. 140 mmol/L

D. 150 mmol/L

E. 160 mmol/L

14. 低容量性高钠血症又称（　　）。

A. 原发性高钠血症

B. 高渗性脱水

C. 原发性醛固酮增多症

D. Cushing 综合征

E. 阿狄森氏病（Addison）

15. 大汗后未补充水分，最易发生下列哪种水电解质紊乱？（　　）

A. 低容量性高钠血症

B. 高容量性高钠血症

C. 等容量性低钠血症

D. 低容量性低钠血症

E. 高容量性低钠血症

16. 高渗性脱水时体内会出现（　　）。

A. 细胞内液减少，细胞外液显著增多

B. 细胞内液显著减少，细胞外液减少

C. 细胞内液减少，细胞外液正常

D. 细胞内液显著增多，细胞外液显著减少

E. 细胞内液正常，细胞外液减少

17. 严重腹泻只补充水最易引起（　　）。

A. 低容量性低钠血症

B. 高容量性低钠血症

C. 等容量性低钠血症

D. 低容量性高钠血症

E. 高容量性高钠血症

18. 低钠血症是指血清钠低于（　　）。

A. 120 mmol/L

B. 125 mmol/L

C. 130 mmol/L

D. 140 mmol/L

E. 150 mmol/L

19. 低容量性低钠血症也可称为（　　）。

A. 原发性脱水

B. 高渗性脱水

C. 等渗性脱水

D. 低渗性脱水

E. 慢性脱水

20. 大量体液丢失后滴注葡萄糖液会导致（　　）。

A. 高渗性脱水

B. 低渗性脱水

C. 等渗性脱水

D. 慢性水中毒

E. 血清钾升高

21. 低渗性脱水时血浆渗透压低于（　　）。

A. 320 mmol/L

B. 310 mmol/L

C. 300 mmol/L

D. 290 mmol/L

E. 280 mmol/L

22. 低渗性脱水患者体液丢失的特点是（　　）。

A. 仅丢失细胞外液

B. 仅丢失血浆
C. 仅丢失组织间液
D. 仅丢失细胞内液
E. 细胞内液和外液均明显丢失

23. 下列哪类水、电解质代谢失衡最容易发生休克？（ ）
A. 低渗性脱水
B. 高渗性脱水
C. 等渗性脱水
D. 水中毒
E. 低钾血症

24. 下列哪种情况可引起低渗性脱水？（ ）
A. 大量胃肠液丢失
B. 经皮肤大量失液
C. 髓袢升支功能受损
D. 长期使用速尿、利尿酸
E. 大量体液丢失后只补水

25. 短期内大量丢失小肠液首先常出现（ ）。
A. 高渗性脱水
B. 低渗性脱水
C. 等渗性脱水
D. 低钠血症
E. 高钾血症

26. 低渗性脱水时体内出现（ ）。
A. 细胞内液减少，细胞外液显著减少
B. 细胞内液显著减少，细胞外液减少
C. 细胞内液显著减少，细胞外液显著减少
D. 细胞内液增多，细胞外液显著减少
E. 细胞内液显著减少，细胞外液增多

27. 等渗性脱水时，体液变化的特点是（ ）。
A. 细胞内液减少，细胞外液减少
B. 细胞内液减少，细胞外液增多
C. 细胞内液减少，细胞外液变化不大
D. 细胞内液增多，细胞外液减少
E. 细胞内液变化不大，细胞外液减少

28. 等渗性脱水如未经处理可转变为（ ）。
A. 低渗性脱水
B. 高渗性脱水
C. 低钠血症
D. 低钾血症
E. 水中毒

29. 调节钾跨细胞转移的基本机制是（ ）。
A. 各种钾的通道
B. 细胞膜上钠－钾泵
C. 泵－漏机制
D. 钾离子电压门控通道
E. 钾离子化学门控通道

30. 细胞静息膜电位主要决定于（ ）。
A. 膜对钾的通透性
B. 膜内外钾浓度差
C. 膜对钾的通透性和膜内外钾浓度差
D. 膜对钠的通透性
E. 膜内外钠浓度差

31. 低钾血症是指血清钾浓度低于（ ）。
A. 1.5 mmol/L
B. 2.5 mmol/L
C. 3.5 mmol/L
D. 4.5 mmol/L
E. 5.5 mmol/L

32. 小儿失钾最常见的原因是（ ）。
A. 严重呕吐腹泻

B. 利尿药用量过多
C. 肾上腺皮质激素过多
D. 某些肾脏疾病
E. 经皮肤失钾

33. 成人失钾最常见的途径是（   ）。
A. 经胃失钾
B. 经小肠失钾
C. 经结肠失钾
D. 经肾失钾
E. 经皮肤失钾

34. 某男性糖尿病患者，因使用胰岛素过量而出现四肢肌肉无力、疼痛；恶心、呕吐及腹胀；血压下降、心律失常。该患者可能发生了（   ）。
A. 低钾血症
B. 高钾血症
C. 低钠血症
D. 高钠血症
E. 低钙血症

35. 急性低钾血症对心肌生理特征的影响是（   ）。
A. 兴奋性升高，传导性升高，自律性降低，收缩性降低
B. 兴奋性升高，传导性升高，自律性升高，收缩性升高
C. 兴奋性升高，传导性升高，自律性升高，收缩性升高
D. 兴奋性升高，传导性降低，自律性升高，收缩性升高
E. 兴奋性降低，传导性升高，自律性升高，收缩性升高

36. 高钾血症的最主要原因是（   ）。
A. 钾摄入过多
B. 肾排钾减少
C. 皮肤排钾过少
D. 胃肠道排钾减少
E. 钾跨膜向细胞外移出过多

37. 高钾血症时心电图的特点是（   ）。
A. T波高尖，QRS波增宽
B. T波低平，Q-T间期缩短
C. T波低平，Q-T间期延长
D. T波高尖，Q-T间期延长
E. T波低平，出现U波

二、多项选择题

1. 醛固酮的作用有（   ）。
A. 排氯
B. 排氢
C. 排钾
D. 保水
E. 保钠

2. 心房钠尿肽影响水钠代谢的机制有（   ）。
A. 减少肾素的分泌
B. 抑制醛固酮的分泌
C. 对抗血管紧张素的缩血管效应
D. 拮抗醛固酮的潴Na^+作用
E. 促使抗利尿激素分泌

3. 跨细胞液包括（   ）。
A. 血浆
B. 关节液
C. 脑脊液
D. 胸膜腔液
E. 腹膜腔液

4. 影响抗利尿激素分泌释放的主要因素有（   ）。
A. 血压变化
B. 血糖浓度降低
C. 血管紧张素Ⅱ减少
D. 循环血量减少
E. 细胞外液渗透压增高

5. 水钠代谢障碍表现形式有（   ）。
A. 正常血钠性水过多
B. 血钠浓度增高
C. 血钠浓度降低

D. 细胞外液增多

E. 细胞外液减少

6. 引起低容量性低钠血症的常见原因有（　　　）。

A. 长期连续使用噻嗪类等利尿药

B. 肾上腺皮质功能不全

C. 大面积烧伤使大量液体丢失

D. 大量丢失消化液

E. 中枢型尿崩症

7. 低容量性低钠血症对机体的影响有（　　　）。

A. 直立性眩晕

B. 血压下降

C. 脉搏细速

D. 皮肤弹性减弱

E. 尿比重增高

8. 肾外因素引起低容量性低钠血症患者晚期可出现（　　　）。

A. 低血容量性休克

B. 少尿

C. 尿钠含量减少

D. 口渴

E. 细胞皱缩

9. 糖尿病患者出现低容量性高钠血症的机制有（　　　）。

A. 经呼吸道失水过多

B. 经皮肤失水过多

C. 经肾失水过多

D. 经胃肠道失水过多

E. 代谢水产生过多

10. 引起低容量性高钠血症的原因主要有（　　　）。

A. 中枢型尿崩症

B. 高热

C. 严重腹泻

D. 持续通气过度

E. 大量使用甘露醇等脱水剂

11. 大汗后未经处理可能出现（　　　）。

A. 高渗性脱水

B. 低渗性脱水

C. 等渗性脱水

D. 低钾血症

E. 高镁血症

12. 高渗性脱水患者常出现（　　　）。

A. 口渴

B. 尿少

C. 休克

D. 尿比重增高

E. 早期尿钠增多

13. 引起低钾血症的原因有（　　　）。

A. 碱中毒

B. 钾摄入不足

C. 长期使用利尿剂

D. 镁缺失

E. 盐皮质激素过多

14. 低钾血症对机体的影响主要表现有（　　　）。

A. 心肌兴奋性降低

B. 骨骼肌松弛无力

C. 平滑肌蠕动增强

D. 横纹肌溶解

E. 多尿

15. 高钾血症可见于（　　　）。

A. 急性肾衰竭

B. 慢性肾衰竭

C. 阿狄森氏病（Addison）

D. 糖尿病

E. 经胃肠摄钾过多

16. 高钾血症对机体的影响可表现为（　　　）。

A. 心肌收缩性下降

B. 心电图 T 波高尖

C. 窦性心动过缓

D. 心肌传导阻滞

E. 骨骼肌兴奋性先降低后增高

17. 经肾排钾减少引起高钾血症的常见原因有（　　　）。

A. 原发性醛固酮增多症

B. 双侧肾上腺切除

C. 急性肾功能衰竭

D. 慢性肾功能衰竭晚期

E. 长期应用安体舒通等利尿药

三、填空题

1. 低渗性脱水的特点是失 Na^+ _____ 失水，伴有细胞外液量_____。

2. 低渗性脱水患者血清 Na^+ 浓度_____，血浆渗透压_____。

3. 高渗性脱水时血清钠浓度_____，低容量性高钠血症又称_____。

4. 高渗性脱水的特点是失水_____失钠，细胞外液和细胞内液量是_____。

5. 低钾血症是指血清钾浓度低于_____，高钾血症是指血清钾浓度大于_____。

6. 腹泻、呕吐引起低钾血症除了经胃肠道大量失钾外，还可因继发性_____增多，促进_____排钾增多。

7. 缺钾和低钾血症易诱发代谢性碱中毒，主要机制是_____和_____。

8. 低钾血症时心电图典型表现为_____波低平，_____波增高。

9. 低钾血症使心肌细胞膜对 K^+ 的通透性_____。低钾血症时动作电位 2 相平台期 Ca^{2+} 内向电流相对_____，使 ST 段不能回到基线而呈下移斜线性。

10. 低钾血症时，使骨骼肌的静息膜电位负值_____，使膜电位与阈电位距离_____，兴奋性降低。

11. 高钾血症时，心肌自律性_____，收缩性_____。

12. 重症高钾血症时，心肌兴奋性_____，传导性_____，自律性_____，收缩性_____。

13. 高钾血症时骨骼肌的兴奋性随血清钾浓度逐步升高可经历先_____后_____的过程。

14. 在治疗高钾血症时为了对抗高 K^+ 的心肌毒性作用，可注射含_____、_____电解质溶液。

四、问答题

1. 试述低容量性低钠血症对机体的影响及其机制。

2. 为什么低钾血症时心肌兴奋性升高？

3. 为什么低钾血症时心电图出现 T 波低平和 U 波增高？

4. 长期使用利尿剂（除安体舒通、氨苯喋啶外）的病人，为什么易发生低钾血症？

5. 高钾血症时为什么心肌自律性和收缩性会下降？

6. 为什么低血钾和高血钾均能引起心肌传导性降低？

7. 某男性患者，因暴饮暴食而腹泻 3 天，每天腹泻十余次，在附近卫生院静脉输入葡萄糖液，症状加重入院，就诊时患者眼窝凹陷，皮肤弹性差，血压 72 mmHg/50 mmHg，脉细速 120 次/分钟，血清 Na^+ 浓度 120 mmol/L，尿钠 8 mmol/L。

（1）该患者可能发生了哪种水、电解质紊乱？

（2）其水、钠代谢失衡的特点是什么？

（3）其尿钠含量的变化如何？

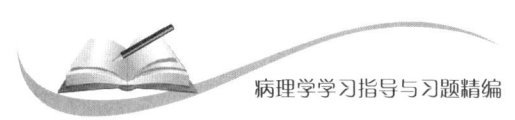

参考答案

一、单项选择题

1. A 2. D 3. B 4. E 5. D
6. C 7. C 8. D 9. E 10. C
11. D 12. A 13. D 14. B
15. A 16. B 17. A 18. C
19. D 20. B 21. E 22. A
23. A 24. E 25. C 26. D
27. E 28. B 29. C 30. C
31. C 32. A 33. D 34. A
35. D 36. B 37. A

二、多项选择题

1. BCDE 2. ABCD 3. BCDE
4. ADE 5. ABCDE 6. ABCD
7. ABCD 8. ABC 9. AC
10. ABCDE 11. AD 12. ABDE
13. ABCDE 14. BCD 15. ABCD
16. ABCD 17. BCDE

三、填空题

1. 多于　减少
2. <130 mmol/L　<280 mmol/L
3. >150 mmol/L　高渗性脱水
4. 多于　均减少
5. 3.5 mmol/L　5.5 mmol/L
6. 醛固酮　肾
7. H^+向细胞外转移　肾排H^+增多
8. T　U
9. 下降　增大
10. 增大　加大
11. 下降　下降
12. 下降　下降　下降　下降
13. 升高　降低
14. Na^+　Ca^{2+}

四、问答题

1. ①失钠>失水,细胞外液减少并处于低渗状态,水分从细胞外液向细胞内转移,致使细胞外液量进一步减少,易发生低容量性休克。②血浆渗透压降低,无口渴感,早期ADH分泌减少,形成多尿和低比重尿,晚期血容量显著降低时,ADH释放增多,出现少尿和尿比重升高。③细胞外液低渗,水分向细胞内转移,血浆渗透压升高,组织间隙移入血管内,产生明显的失水体征。④经肾失钠过多的患者,尿钠含量增加(>20 mmol/L),肾外原因所致者,因低血容量致肾血流量减少而激活肾素-血管紧张素-醛固酮系统(RAAS),尿钠含量减少(<10 mmol/L)。

2. 血清K^+浓度下降→心肌细胞膜对K^+通透性减小→电化平衡所需电位差减小→静息电位绝对值减小→与阈电位距离缩小→兴奋性增大。

3. ①血清K^+浓度下降→心肌细胞膜对K^+通透性减小→3相复极化K^+外流下降→3相复极化过程延缓而T波低平。②U波是浦肯野(Purkinje)纤维3相复极化形成,正常时被心室肌复极化波掩盖,低钾血症时,浦肯野纤维复极化延长大于心室肌复极化过程→出现增高的U波。

4. 长期使用利尿剂(除安体舒通、氨苯喋啶外)发生低钾血症的机制是:①利尿剂引起远端流速增加。②利尿后血容量减少引起的继发性醛固酮分泌增多。③利尿引起的氯缺失,后者使远端肾单位的钾分泌持续增多。

5. 高钾血症时,心肌细胞膜对K^+的通透性增大→复极化4相K^+外流增大,Na^+内流减小→自动除极慢而自律性下降。

高钾血症时,K^+浓度升高干扰Ca^{2+}内流→心肌细胞兴奋-收缩偶联障碍→收缩性下降。

6. 低钾血症和高钾血症均能引起静息膜电位与阈电位之间距离减小,以致动作电位 0 相去极化速度和幅度降低→传导性下降。

7.（1）该患者可能发生了低渗性脱水。

（2）其水、钠代谢失衡的特点是失钠多于失水，细胞外液减少。

（3）其尿钠含量减少。

（孙洁）

第七章 水 肿

目的要求

1. 熟悉水肿的概念及发病机制。
2. 了解水肿的类型及其特点，水肿的特征以及对机体的影响。

重点难点分析

液体在组织间隙或体腔内积聚过多称为水肿。其中，水肿液积聚在体腔内又称为积水，如胸腔积水、脑积水等。水肿不是一种独立的疾病，而是一种病理过程。

水肿的发病机制是本章的重点。其发病机制包括血管内外液体交换失平衡和机体内外液体交换失平衡。其中，血管内外液体交换平衡主要涉及组织液的生成与回流，机体内外液体交换平衡主要涉及肾功能的正常与否。血管内外液体交换失平衡发生水肿的机制主要与以下因素有关：毛细血管流体静压增高、血浆胶体渗透压降低、毛细血管壁通透性增加、淋巴回流受阻。体内外液体交换失平衡主要与以下因素有关：肾小球滤过率下降、肾小球广泛受损、肾血流量减少、肾小管重吸收增加、醛固酮增加、抗利尿激素增多、心房利钠肽分泌减少、肾小球滤过分数增加、肾内血流重新分布。

名词解释

1. 水肿：指液体在组织间隙或体腔内积聚过多。
2. 球-管失衡：任何原因使肾小球滤过率下降和/或肾小管重吸收增加，可出现球-管失平衡，导致水钠潴留，是水肿发生的重要原因。

习题

一、单项选择题

1. 水肿是指（　　）。
   A. 细胞内液体过多
   B. 淋巴管内液体过多
   C. 血管内液体过多
   D. 水在体内滞留
   E. 组织间隙或体腔内液体过多

2. 正常人体调节钠水动态平衡最重要的脏器或组织是（　　）。
   A. 皮肤
   B. 肺部
   C. 胃肠道
   D. 肾脏
   E. 肝脏

3. 影响血浆胶体渗透压最重要的蛋白是（　　）。
   A. 白蛋白
   B. 球蛋白
   C. 纤维蛋白原
   D. 凝血酶原
   E. 免疫球蛋白

4. 引起急性肾炎水肿最主要的因素是（　　）。
   A. 肾小球滤过率明显降低
   B. 肾小球毛细血管通透性升高
   C. 血浆胶体渗透压下降
   D. 醛固酮增加
   E. 抗利尿激素增加

5. 左心衰竭引起肺水肿的主要发病原因是（　　）。
   A. 肺泡壁毛细血管通透性升高
   B. 肺泡壁毛细血管内压增高

C. 血浆胶体渗透压下降
D. 肺淋巴回流障碍
E. 肺表面活性物质减少

6. 吸入毒气引起肺水肿的主要发病原因是（　　）。

A. 肺间质负压突然增大
B. 肺循环阻力突然增大
C. 肺淋巴回流障碍
D. 肺泡壁毛细血管通透性升高
E. 肺泡壁毛细血管内压增高

7. 最常见的脑水肿是（　　）。

A. 血管源性脑水肿
B. 细胞毒性脑水肿
C. 脑积水
D. 间质性脑水肿
E. 脑扩大

8. 当有效循环血容量减少时，不会引起的变化是（　　）。

A. 醛固酮分泌增加
B. ADH 分泌增加
C. 心房肽分泌增加
D. 肾内血流重分布
E. 肾小球滤过率下降

9. 毛细血管有效流体静压是指（　　）。

A. 毛细血管流体静压减去组织间隙流体静压
B. 毛细血管动脉端流体静压减去静脉端流体静压
C. 毛细血管流体静压
D. 组织间隙流体静压
E. 毛细血管平均血压

10. 机体内外液体交换的基本机制是（　　）。

A. 毛细血管流体静压升高
B. 有效胶体渗透压下降
C. 毛细血管壁通透性增高
D. 淋巴回流受阻

E. 肾小球 - 肾小管失衡

11. 体循环静脉压增高的常见原因是（　　）。

A. 血栓阻塞静脉腔
B. 肿瘤转移到静脉
C. 右心衰竭
D. 左心衰竭
E. 静脉壁受压迫

12. 导致体内钠水潴留的主要因素（　　）。

A. 球 - 管失衡
B. 肾小球滤过率降低
C. 血浆胶体渗透压下降
D. 钠水摄入量过多
E. 肾血流重分布

13. 最易引起肺水肿的疾病是（　　）。

A. 肺梗塞
B. 肺气肿
C. 肺心病
D. 二尖瓣狭窄
E. 慢性支气管炎

14. 引起水钠滞留的主要机制是（　　）。

A. 肾小球滤过率增高
B. 肾小管重吸收增多
C. 水分摄入过多
D. 盐类摄入过多
E. 集合管的浓缩功能障碍

15. 肾小管重吸收作用受醛固酮和抗利尿激素影响，当两者分泌都增加时（　　）。

A. 排钠增多，排尿减少
B. 排钠减少，排尿增多
C. 排钠减少，排尿减少
D. 排钠增多，排尿减少
E. 排钠、排尿均正常

16. 心性水肿一般首先出现在（　　）。

A. 头面部
B. 双上肢
C. 双下肢或身体下垂部
D. 腹腔
E. 腰背部

17. 肾性水肿最先出现在（　　）。
A. 头面部
B. 腰骶部
C. 双下肢或身体下垂部
D. 腹腔
E. 双上肢

18. 肾病综合征引起水肿的最主要原因是（　　）。
A. 血浆胶体渗透压降低
B. 醛固酮分泌增加
C. 肾小球对水钠重吸收增加
D. 抗利尿激素分泌增加
E. 毛细血管壁通透性增高

19. 最易发生心性水肿的心脏疾病是（　　）。
A. 肺心病
B. 心肌病
C. 心肌炎
D. 冠心病
E. 高血压性心脏病

20. 肾性水肿首先发生于眼睑部的主要因素是（　　）。
A. 水肿液的性状
B. 组织结构疏松
C. 重力效应
D. 局部微血管通透性增高
E. 局部淋巴回流障碍

21. 肝性水肿最常见的病因是（　　）。
A. 急性病毒性肝炎
B. 门脉性肝硬变
C. 急性中毒性肝炎
D. 早期原发性肝癌

E. 肝内血管瘤

22. 肾血流重新分布可导致（　　）。
A. 肾小球滤过率降低
B. 肾小管对钠水重吸收增加
C. 醛固酮分泌增加
D. 抗利尿激素（ADH）分泌增加
E. 心房肽分泌减少

23. 引起毛细血管内流体静压增高最常见的原因是（　　）。
A. 微动脉扩张充血
B. 静脉回流受阻
C. 淋巴回流受阻
D. 毛细血管通透性增加
E. 循环血容量增加

24. 肾血流重新分布是指（　　）。
A. 皮质肾单位血流量增加，髓旁肾单位血流量下降
B. 皮质肾单位血流量降低，髓旁肾单位血流量增加
C. 皮质肾单位血流量不变，髓旁肾单位血流量增加
D. 皮质肾单位血流量降低，髓旁肾单位血流量下降
E. 皮质肾单位血流量增加，髓旁肾单位血流量不变

25. 乳腺癌根治术后，同侧手臂水肿的主要原因是（　　）。
A. 血浆胶体渗透压下降
B. 毛细血管内压增高
C. 淋巴回流受阻
D. 手术后炎症引起水肿
E. 微血管壁通透性增高

26. 急性炎症性水肿发生的主要原因是（　　）。
A. 钠水滞留
B. 毛细血管壁通透性增高
C. 淋巴回流受阻
D. 抗利尿激素分泌增多

E. 醛固酮分泌增多

二、多项选择题

1. 肾近曲小管重吸收钠水增多的机理是（　　　　）。
   A. 醛固酮分泌增多
   B. 利钠激素分泌减少
   C. 抗利尿激素分泌增多
   D. 肾小球滤过分数增高
   E. 肾内血流重新分布

2. 有效胶体渗透压的作用有（　　　　）。
   A. 导致毛细血管动脉端液体滤过增多
   B. 对抗液体由毛细血管滤出
   C. 毛细血管静脉端液体回收减少
   D. 促使组织间液向毛细血管回收
   E. 促进淋巴液回流

3. 当有效循环血量减少时可引起下列哪些内分泌激素的增多？（　　　　）
   A. 醛固酮
   B. 肾素
   C. 抗利尿激素
   D. 利钠激素
   E. 血管紧张素

4. 左心衰致肺水肿的主要机理是（　　　　）。
   A. 肺泡壁毛细血管通透性增高
   B. 肺静脉回流受阻
   C. 肺泡壁毛细血管内压增高
   D. 血浆胶体渗透压降低
   E. 淋巴回流障碍

5. 肾病综合征水肿的发生机理是（　　　　）。
   A. 淋巴回流障碍
   B. 肾小球滤过率降低
   C. 毛细血管内压增高
   D. 血浆胶体渗透压降低
   E. 大量蛋白丢失

6. 引起血管内外液体交换失平衡的基本因素有（　　　　）。
   A. 毛细血管有效流体静压升高
   B. 毛细血管壁通透性升高
   C. 血浆胶体渗透压下降
   D. 醛固酮增多
   E. 淋巴回流受阻

7. 引起水钠潴留的重要因素有（　　　　）。
   A. 肾小球滤过率降低
   B. 肾远曲小管对水钠的重吸收增多
   C. 肾近曲小管对水钠重吸收增多
   D. 心房肽分泌增多
   E. 心房肽分泌减少

8. 引起肾小球滤过率降低的疾病主要有（　　　　）。
   A. 肾病综合征
   B. 心力衰竭
   C. 肝硬变腹水
   D. 严重贫血
   E. 急性肾盂肾炎

三、填空题

1. 由于血管内外液体交换障碍而引起水肿的机理有_____、_____、_____和_____。

2. 水肿发生的基本机制是_____和_____。

3. 脑水肿按其发病机制可分为_____、_____、_____。

4. 水肿液根据蛋白含量不同分为_____和_____。

5. 左心衰竭会出现_____水肿，而右心衰竭会出现_____水肿。

四、问答题

1. 试述水肿的发生机制。

2. 试述心性水肿的发生机制。
3. 试述肺水肿发生的机制。

参考答案

一、单项选择题
1. E 2. D 3. A 4. A
5. B 6. D 7. A 8. C
9. A 10. E 11. C 12. A
13. D 14. B 15. C 16. C
17. A 18. A 19. A 20. B
21. B 22. B 23. B 24. B
25. C 26. B

二、多项选择题
1. BD 2. BD 3. ABCE
4. BC 5. DE 6. ABCE
7. ABCE 8. ABC

三、填空题
1. 毛细血管内流体静压增高 血管通透性增加 血浆胶渗压下降 淋巴回流受阻
2. 血管内外液体交换失平衡 机体内外液体交换失平衡
3. 血管源性脑水肿 细胞毒性脑水肿 间质性脑水肿
4. 渗出液 漏出液
5. 肺 全身

四、问答题
1. 当血管内外液体交换失平衡和/或机体内外液体交换失平衡时就可能导致水肿。

（1）血管内外液体交换失平衡：①毛细血管流体静压增高；②血浆胶体渗透压降低；③毛细血管壁通透性增加；④淋巴回流受阻。

（2）体内外液体交换失平衡：①肾小球滤过率下降；②肾血流重分布；③近曲小管重吸收钠水增多；④远曲小管和集合管重吸收钠水增加。

2. 心性水肿的发生机制是：①肾小球滤过率下降；②肾小管重吸收纳水增加；③体静脉压和毛细血管流体静压增高；④血浆胶体渗透压下降；⑤淋巴回流障碍。

3. 肺水肿的发生机制是：①肺毛细血管血压增高；②肺血容量急骤增加；③肺毛细血管通透性增加；④血浆胶体渗透压下降；⑤肺淋巴回流障碍。

（钟子健）

第八章 酸碱平衡紊乱

目的要求

1. 掌握酸碱平衡紊乱的概念，反映体内酸碱平衡变化的常用指标及其意义，各类单纯型酸碱平衡紊乱的概念、原因、发生机制、机体的代偿调节，酸中毒和碱中毒对机体的影响。

2. 熟悉机体酸、碱物质的来源，酸碱平衡的正常调节机制。

重点难点分析

各型单纯性酸碱平衡紊乱的病因、机体的代偿调节作用是本章的重点。酸碱平衡本质上是指血液中氢离子的相对恒定，血液pH保持在7.35～7.45。酸碱平衡紊乱是指因酸碱负荷过度、不足或调节机制障碍所导致的体液酸碱度稳定性失衡的病理过程。

体内酸性物质主要来源于细胞的分解代谢，分为挥发酸，即碳酸（H_2CO_3）和非挥发酸，即固定酸。碱性物质主要来源于食物，如食物中的有机酸盐。

机体对酸碱平衡的调节主要通过血液的缓冲作用、肺的调节作用、肾的调节作用及细胞内外离子交换的调节作用。

反映体内酸碱平衡变化的指标包括酸碱度（pH）、动脉血CO_2分压（$PaCO_2$）、血浆CO_2结合力（CO_2CP）、标准碳酸氢盐（SB）与实际碳酸氢盐（AB）、缓冲盐（BB）、碱剩余（BE）、阴离子间隙（AG）。

pH值是指溶液中H^+浓度的负对数。人体内pH正常值为7.35～7.45。pH<7.35为酸中毒；pH>7.45为碱中毒。

物理状态溶解于血浆中的CO_2分子所产生的张力以$PaCO_2$表示，反映血浆中H_2CO_3的浓度。其正常值为33～46 mmHg。$PaCO_2$>46 mmHg，见于呼吸性酸中毒，或见于代偿后的代谢性碱中毒；$PaCO_2$<33 mmHg见于呼吸性碱中毒，或见于代偿后的代谢性酸中毒。

血浆中呈化学结合状态的CO_2量，即血浆中HCO_3^-中CO_2的量以CO_2CP表示。正常范围为23～31 mmol/L（50%～70%，容积百分比）。主要反映代谢因素对酸碱平衡的影响。CO_2CP降低可见于代谢性酸中毒，也可见于代偿后的呼吸性碱中毒；CO_2CP升高可见于代谢性碱中毒，也可见于代偿后的呼吸性酸中毒。

SB是全血在标准条件下（38℃、Hb的氧饱和度为100%、$PaCO_2$为40 mmHg的气体平衡后）测得的血浆HCO_3^-的量。AB是在实际$PaCO_2$、体温和血氧饱和度条件下测得的血浆HCO_3^-的量。正常值为22～27 mmol/L。正常人SB=AB。

AB>SB见于呼吸性酸中毒或代偿后的代谢性碱中毒，AB<SB见于呼吸性碱中毒或代偿后的代谢性酸中毒。

BB是指血液中一切具有缓冲作用的负离子碱的总和，正常值为45～52 mmol/L，是反映代谢性因素的指标。BB值减少见于代谢性酸中毒，BB值增多见于代谢性碱中毒。

BE是指全血标本在37～38℃、Hb的饱和度为100%，用$PaCO_2$为40 mmHg的气体平衡后的标准条件下，用酸或碱滴定至pH为7.40时所需酸或碱的量（mmol/L）。正常值为0±3 mmol/L。是反映代谢性因素的主要指标。BE 为正值，表示碱剩余；BE 为负值，表示碱缺失。

AG 是指血浆中未测定的阴离子量和未测定的阳离子量的差值。正常值为 12±2 mmol/L。主要用于区分不同类型的代谢性酸中毒和某些混合型的酸碱平衡紊乱。

代谢性酸中毒机体的代偿调节是本章的另一个重点内容。代谢性酸中毒时首先发挥血液的缓冲系统的调节作用，H^+ 与 HCO_3^- 结合后，不断释放 CO_2 并由肺排出；其次是通过肺的代偿调节，血浆中 H^+ 浓度增加，反射性兴奋呼吸中枢，呼吸加深加快，CO_2 排出增多，血浆 H_2CO_3 含量下降；再次是通过肾脏调节，肾小管上皮细胞中的碳酸酐酶和谷氨酰胺酶活性增强，泌 H^+、泌 NH_4^+ 增多，HCO_3^- 重吸收增多，HCO_3^- 在细胞外液的浓度有所恢复。

单纯型酸碱平衡紊乱分为四种类型，即代谢性酸中毒、呼吸性酸中毒、代谢性碱中毒和呼吸性碱中毒。

代谢性酸中毒是指血浆中 HCO_3^- 原发性减少，导致 pH 降低。代谢性酸中毒是临床酸碱平衡紊乱中最常见的一种类型。

（1）病因：①碱性物质丢失过多，多见于严重腹泻、胆瘘、胰瘘、小肠瘘或长期引流时。②固定酸生成过多，包括乳酸酸中毒、酮症酸中毒。③肾排酸保碱功能降低，包括尿毒症性酸中毒、肾小管性酸中毒。④摄入过多的酸性药物，如盐酸、乙酰水杨酸。⑤稀释性酸血症。⑥高钾血症，可引起反常性碱性尿。

（2）分类：根据 AG 和血氯的变化，可将代谢性酸中毒分为两类，即 AG 正常型代谢性酸中毒和 AG 增高型代谢性酸中毒。AG 正常型代谢性酸中毒同时可伴有血氯代偿性升高，常见于碱性物质丢失过多，肾脏排酸保碱功能降低，输入过多含氯酸性药物或碳酸酐酶抑制剂等原因。AG 增高型代谢性酸中毒是指除了含氯以外的任何固定酸的血浆浓度增大时的代谢性酸中毒，并不伴有高氯血症，常见于体内固定酸生成过多，如乳酸酸中毒、酮症酸中毒。

（3）机体的代偿调节：①缓冲系统的调节。在缓冲过程中 H^+ 与 HCO_3^- 作用所形成的 H_2CO_3，可分解为 H_2O 和 CO_2，CO_2 可由肺呼出体外。缓冲体系的缓冲调节作用不但非常迅速，而且十分有效。②肺的代偿调节。肺的代偿调节就是通过改变呼吸频率和幅度来改变肺泡通气量，从而改变 CO_2 的排出量。③肾的代偿调节。④细胞内外离子交换的调节。

（4）对机体的影响：①对中枢神经系统的影响。表现为中枢神经系统功能障碍而出现意识障碍、嗜睡、昏迷等，最后可出现呼吸中枢和血管运动中枢麻痹而死亡。②对心血管系统的影响。心肌收缩力减弱、心律失常、血管系统对儿茶酚胺的反应性降低。

呼吸性酸中毒是指血液中 H_2CO_3 原发性增高，导致 pH 降低。

（1）病因：①呼吸中枢抑制。颅脑损伤、脑炎、脑血管意外等。②呼吸肌麻痹。急性脊髓灰质炎、多发性神经根炎、重症肌无力等。③呼吸道和肺部疾病。呼吸道机械梗阻、哮喘、慢性阻塞性肺病、肺气肿、肺纤维化、肺不张等。④胸廓病变。胸部创伤或手术、胸廓畸形、严重气胸、胸腔积液等。⑤其他。房间通风不良、闭式吸入麻醉时通气量过少、过度肥胖等。

（2）机体的代偿调节：①细胞内外离子交换和细胞内缓冲。这是急性呼吸性酸中毒的主要代偿方式。急性呼吸性酸中毒时，CO_2大量潴留使血浆H_2CO_3浓度升高，H_2CO_3分解为H^+和HCO_3^-，导致血浆内的H^+和HCO_3^-增加。然后H^+迅速进入细胞并与细胞内的K^+进行交换（这可导致高钾血症），H^+进入细胞后由细胞内的蛋白质缓冲对缓冲。留在血浆中的HCO_3^-使血浆HCO_3^-浓度有所增加，具有一定的代偿作用。②肾脏代偿调节。这是慢性呼吸性酸中毒时的主要代偿方式。慢性呼吸性酸中毒时，肾脏的代偿调节与代谢性酸中毒时相似，肾小管上皮细胞内碳酸酐酶和谷氨酰胺酶活性均增加，肾脏泌H^+、排NH_4^+和重吸收$NaHCO_3$的作用显著增强。

（3）对机体的影响：与代谢性酸中毒相似，但比代谢性酸中毒严重。①对中枢神经系统功能的影响。CO_2容易通过血脑屏障，直接引起脑血管扩张和脑血量增加，可出现多种精神、神经系统功能异常，甚至出现肺性脑病。②对心血管系统的影响。出现肺动脉高压、发生高钾血症。

代谢性碱中毒是指血液中HCO_3^-原发性增多，导致pH升高。

（1）病因：

1）H^+丢失过多。①胃酸丢失过多。溃疡病引起幽门梗阻时，大量呕吐或胃减压引流，使富含盐酸的胃液过量丢失，是代谢性碱中毒最常见的原因。②H^+经肾丢失过多。应用利尿药、肾上腺皮质激素增多。

2）HCO_3^-过量负荷。①HCO_3^-输入过多。主要发生在用$NaHCO_3$纠正代谢性酸中毒时。②大量输入库存血。库存血液中含抗凝剂柠檬酸盐，后者输入体内后经代谢生成HCO_3^-。

3）低钾血症。因为低钾血症时，细胞内液的K^+向细胞外液转移以部分补充细胞外液的K^+不足，为了维持电荷平衡细胞外液的H^+则向细胞内转移，从而导致细胞外液的H^+减少引起代谢性碱中毒。

（2）机体的代偿调节：①血液缓冲系统和细胞内外的离子交换。代谢性碱中毒时，血浆H^+浓度降低，HCO_3^-浓度升高，HCO_3^-可被血浆缓冲系统中的弱酸中和。②肺的代偿调节。代谢性碱中毒时，由于细胞外液H^+浓度下降，对延髓中枢化学感受器以及颈动脉体和主动脉体外周化学感受器的刺激减弱，反射性引起呼吸中枢抑制，使呼吸变浅变慢。③肾脏的代偿调节。代谢性碱中毒时，血浆H^+浓度下降，pH升高使肾小管上皮细胞内的碳酸酐酶和谷氨酰胺酶活性减弱，肾小管上皮细胞产生H^+和NH_3减少，因而肾小管泌H^+、泌NH_4^+减少，对$NaHCO_3$的重吸收也相应减少，导致血浆HCO_3^-浓度有所降低。由于HCO_3^-从尿中排出增加，在代谢性碱中毒时尿液呈碱性。

（3）对机体的影响：①中枢神经系统功能改变。严重代谢性碱中毒可引起烦躁不安、精神错乱，有时甚至发生谵妄等中枢神经系统兴奋症状。②对神经肌肉的影响。血浆pH迅速升高而使血浆游离钙减少，可引起神经肌肉的应急性增高，出现口周面部麻木、手足抽搐、惊厥等。③低钾血症。

呼吸性碱中毒是指由于CO_2排出障碍或吸入过多而引起的以血浆H_2CO_3浓度增高为特征的酸碱平衡紊乱。

（1）病因和机制：①低氧血症；②中枢神经系统疾患；③某些药物中毒；④人工呼吸机使用不当。

（2）机体的代偿调节作用：①细胞内外离子交换和细胞内缓冲。这是急性呼吸性碱中毒的主要代偿方式。急性呼吸性碱中毒是失代偿性的。②肾脏代偿调节。这是慢性呼吸性碱中毒的主要代偿方式。

（3）对机体的影响：①慢性呼吸性碱中毒通过机体的代偿调节，血液 pH 可基本保持正常，一般无明显症状。②急性呼吸性碱中毒时，$PaCO_2$ 降低使脑血管收缩，脑血流量减少，常出现头晕、头痛以及烦躁不安、感觉异常等。

名词解释

1. SB：指全血在 38 ℃、Hb 的氧饱和度为 100%、$PaCO_2$ 为 40 mmHg 的气体平衡后的标准条件下，测定的血浆 HCO_3^- 的量。

2. AB：隔绝空气的血液标本，在实际 $PaCO_2$、体温和血氧饱和度条件下测得的血浆 HCO_3^- 含量。

3. BB：血液中一切具有缓冲作用的负离子碱的总和。

4. BE：全血在标准条件下，即 $PaCO_2$ 为 5.32 kPa（40 mmHg）、温度为 38 ℃、血红蛋白氧饱和度为 100%、将 1 L 全血滴定到 pH 7.4 时所需的酸或碱的量（mmol/L）。

5. AG：血浆中未测定阴离子与未测定阳离子的差值。

6. 代谢性酸中毒：指细胞外液 H^+ 增加和/或 HCO_3^- 丢失而引起的以血浆 HCO_3^- 减少为特征的酸碱平衡紊乱。

7. AG 增高型代谢性酸中毒：指血浆中不含氯的固定酸浓度增加时 AG 增大、血氯正常的代谢性酸中毒。

8. AG 正常型代谢性酸中毒：指血浆中 HCO_3^- 浓度降低，同时伴有血氯浓度代偿性升高，AG 正常的代谢性酸中毒，又称高血氯性代谢性酸中毒。

9. 反常性碱性尿：高血钾所致的代谢性酸中毒，因肾泌 H^+ 减少，尿液反而呈碱性。

10. 呼吸性酸中毒：由于 CO_2 排出障碍或吸入过多而引起的以血浆 H_2CO_3 浓度增高为特征的酸碱平衡紊乱。

11. 代谢性碱中毒：由于细胞外液碱增多或 H^+ 丢失而引起的以血浆 HCO_3^- 升高为特征的酸碱平衡紊乱。

12. 反常性酸性尿：缺氯、缺钾、醛固酮分泌增多所致的代谢性碱中毒，因肾泌 H^+ 增多，尿液反而呈酸性。

13. 呼吸性碱中毒：由于肺通气过度引起的以血浆 H_2CO_3 浓度原发性降低为特征的酸碱平衡紊乱。

习题

一、单项选择题

1. 下列指标中哪项是反映血中 H_2CO_3 浓度的最佳指标？（ ）

A. pH
B. $PaCO_2$
C. BB
D. SB
E. AB

2. 机体在代谢过程中产生最多的酸性物质是（ ）。

A. 硫酸
B. 尿酸
C. 碳酸
D. 磷酸
E. 乳酸

3. 对代谢性 H^+ 的缓冲主要依靠（ ）。

A. 碳酸氢盐缓冲系统
B. 血浆蛋白缓冲系统
C. 血红蛋白缓冲系统
D. 磷酸盐缓冲系统
E. 氧合血红蛋白缓冲系统

4. 与肾调节酸碱平衡无关的是（　　）。

 A. 重吸收 $NaHCO_3$

 B. 排出多余的 $NaHCO_3$

 C. 泌 NH_3 作用

 D. 重吸收 Cl^-

 E. 尿液酸化

5. 血浆内存在的主要缓冲对是（　　）。

 A. $KHCO_3/H_2CO_3$

 B. $KHbO_2/HHbO_2$

 C. Na_2HPO_4/NaH_2PO_4

 D. KHb/HHb

 E. $NaHCO_3/H_2CO_3$

6. 动脉抽取血样后如不与大气隔绝，下列哪项指标将会受影响？（　　）

 A. SB

 B. AB

 C. BE

 D. AG

 E. BB

7. BE 负值增大可见于（　　）。

 A. 代谢性酸中毒

 B. 代谢性碱中毒

 C. 急性呼吸性酸中毒

 D. 急性呼吸性碱中毒

 E. 慢性呼吸性酸中毒

8. 由于体液中 HCO_3^- 原发性减少可致（　　）。

 A. 代谢性酸中毒

 B. 代谢性碱中毒

 C. 呼吸性酸中毒

 D. 呼吸性碱中毒

 E. 混合性酸中毒

9. 下列哪项不是代谢性酸中毒时的变化？（　　）

 A. AG 增大

 B. 血 K^+ 浓度升高

 C. 血 Ca^{2+} 浓度降低

 D. AB 降低

 E. $PaCO_2$ 降低

10. 下列哪项是 AG 正常型代谢性酸中毒的原因？（　　）。

 A. 酒精中毒

 B. 休克

 C. 肾功能不全早期

 D. 大量服用阿司匹林

 E. 严重贫血

11. 下列哪项是 AG 增大型代谢性酸中毒的原因？（　　）

 A. 严重腹泻

 B. 严重糖尿病

 C. 大量服用氯化铵

 D. 肾功能不全早期

 E. 肾小管排酸障碍

12. 某肾盂肾炎患者血气分析：pH = 7.32，$PaCO_2$ = 30 mmHg（1 mmHg = 0.133 kPa），HCO_3^- = 15 mmol/L，可诊断为（　　）。

 A. 代谢性酸中毒

 B. 代谢性碱中毒

 C. 呼吸性酸中毒

 D. 呼吸性碱中毒

 E. 混合性酸中毒

13. 某糖尿病患者血气分析结果：pH = 7.30，$PaCO_2$ = 34 mmHg，HCO_3^- = 16 mmol/L，血 Na^+ = 140 mmol/L，血 Cl^- = 104 mmol/L，血 K^+ = 4.5 mmol/L，可诊断为（　　）。

 A. AG 增高型代谢性酸中毒

 B. AG 正常型代谢性酸中毒

 C. 代谢性碱中毒

 D. 呼吸性酸中毒

 E. 呼吸性碱中毒

14. 某小肠瘘管患者血气检测结果为 pH 降低，AB 降低，PaCO$_2$ 降低，提示（　　）。
    A. 呼吸性碱中毒
    B. 呼吸性酸中毒
    C. 代谢性碱中毒
    D. AG 正常型代谢性酸中毒
    E. AG 增大型代谢性酸中毒

15. 下列哪项不是呼吸性酸中毒的原因？（　　）
    A. 重症肌无力
    B. 呼吸中枢抑制
    C. 大量胸腔积液
    D. 严重肺部炎症
    E. 慢性低钾血症

16. 呼吸性酸中毒可出现（　　）。
    A. HCO$_3^-$ 下降
    B. CO$_2$CP 下降
    C. 血清钾下降
    D. 细胞内 pH 下降
    E. 细胞内 pH 升高

17. 急性呼吸性酸中毒时，可以出现（　　）。
    A. SB 增加
    B. AB 减少
    C. SB < AB
    D. SB > AB
    E. SB = AB

18. 血气检测结果为 AB 升高，AB > SB，pH 降低，提示（　　）。
    A. AG 增大型代谢性酸中毒
    B. AG 正常型代谢性酸中毒
    C. 呼吸性酸中毒
    D. 代谢性碱中毒
    E. 呼吸性碱中毒

19. 某支气管哮喘患者血气检测结果为 pH 正常，PaCO$_2$ 增高，SB 增高，提示（　　）。

    A. AG 正常型代谢性酸中毒
    B. AG 增大型代谢性酸中毒
    C. 代谢性碱中毒
    D. 呼吸性酸中毒
    E. 呼吸性碱中毒

20. 下列哪项不是代谢性碱中毒的原因？（　　）
    A. 大量输入库存血
    B. 大量输入生理盐水
    C. 频繁呕吐
    D. 肾上腺皮质肿瘤
    E. 机体缺钾

21. 代谢性碱中毒时可发生下列哪项变化？（　　）
    A. 血 K$^+$ 浓度升高
    B. 尿 H$^+$ 浓度升高
    C. BE 正值加大
    D. PaCO$_2$ 降低
    E. 血 pH 降低

22. 对于频繁呕吐引起的代谢性碱中毒，下列哪项是正确的？（　　）
    A. 脑内 γ-氨基丁酸含量增高
    B. 神经肌肉应激性降低
    C. 血红蛋白和氧的亲和力降低
    D. 肾内 H$^+$-Na$^+$ 交换增强
    E. 用生理盐水治疗有效

23. 代谢性碱中毒时机体的代偿调节表现为（　　）。
    A. 细胞内外离子交换 H$^+$ 释出，呼吸频率加深加快，肾脏调节泌 H$^+$ 增强
    B. 细胞内外离子交换 H$^+$ 释出，呼吸频率变浅变慢，肾脏调节泌 H$^+$ 减少
    C. 细胞内外离子交换 H$^+$ 释出，呼吸频率加深加快，肾脏调节泌 H$^+$ 减少
    D. 细胞内外离子交换 H$^+$ 内移，呼吸频率变浅变慢，肾脏调节泌 H$^+$ 减少
    E. 细胞内外离子交换 H$^+$ 内移，呼吸频率加深加快，肾脏调节泌 H$^+$ 增强

24. 急性呼吸性碱中毒时可发生下列哪项变化？（　　）
    A. 血 pH 降低
    B. BB 降低
    C. BE 负值加大
    D. AB 降低
    E. 血 Cl^- 浓度降低

25. 某癔病患者血气检测结果为 pH 升高，SB 正常，$PaCO_2$ 降低，提示（　　）。
    A. 代谢性碱中毒
    B. 呼吸性碱中毒
    C. 呼吸性酸中毒
    D. AG 增大型代谢性酸中毒
    E. AG 正常型代谢性酸中毒

二、多项选择题

1. 对于碳酸氢盐缓冲系统，正确的是（　　）。
    A. 能缓冲挥发酸
    B. 能缓冲固定酸
    C. 能缓冲碱性物质
    D. 缓冲潜力大
    E. 缓冲能力强

2. 能反映酸碱平衡代谢性指标的是（　　）。
    A. $PaCO_2$
    B. AB
    C. AG
    D. SB
    E. BE

3. 血浆中 HCO_3^- 减少，表明可能有（　　）。
    A. 代谢性酸中毒
    B. 呼吸性酸中毒
    C. 呼吸性碱中毒
    D. 代谢性碱中毒
    E. 呼吸性碱中毒合并代谢性酸中毒

4. 下列哪些是代谢性酸中毒时的原发性变化？（　　）
    A. AB 降低
    B. SB 降低
    C. BE 负值加大
    D. 血 K^+ 浓度增高
    E. $PaCO_2$ 降低

5. 代谢性酸中毒常见的临床表现有（　　）。
    A. 呼吸深快
    B. 心肌收缩力减弱
    C. 中枢神经系统抑制
    D. 心律紊乱
    E. 血管对儿茶酚胺失去反应

6. 急性呼吸性酸中毒时会出现（　　）。
    A. 血 K^+ 浓度升高
    B. AB 升高
    C. 血 Cl^- 浓度降低
    D. BB 升高
    E. BE 正值升高

7. 下列哪些情况可以引起呼吸性酸中毒？（　　）
    A. 脑血管意外
    B. 慢性低钾血症
    C. 喉头水肿
    D. 严重胸廓畸形
    E. 肺气肿

8. 呼吸性酸中毒对机体的影响表现为（　　）。
    A. 心律失常
    B. 血红蛋白氧解离曲线左移
    C. 手足搐搦
    D. 中枢神经系统功能障碍
    E. 低钾血症

9. 频繁呕吐引起代谢性碱中毒主要是由于丢失（　　）。
    A. H^+
    B. Cl^-

C. K⁺

D. Ca²⁺

E. 细胞外液

10. 下列哪些是代谢性碱中毒时的原发性变化？（　　）

　　A. AB 升高

　　B. SB 升高

　　C. BB 升高

　　D. $PaCO_2$ 升高

　　E. 血 K⁺ 浓度升高

11. 代谢性碱中毒患者可以有哪些临床表现？（　　）

　　A. 口周面部麻木

　　B. 尿液一般呈碱性

　　C. 烦躁不安

　　D. 腱反射亢进

　　E. 血 K⁺ 浓度降低

12. 下列哪些原因引起的代谢性碱中毒用生理盐水治疗有效？（　　）

　　A. 胃液丢失

　　B. 机体严重缺钾

　　C. 应用利尿剂

　　D. 醛固酮增多

　　E. 碱性物质摄入过多

13. 呼吸性碱中毒的病因有（　　）。

　　A. 肺部疾病

　　B. 脑膜炎

　　C. 水杨酸类药物

　　D. 脑肿瘤

　　E. 通气过度

14. 急性呼吸性碱中毒时机体的主要代偿方式是（　　）。

　　A. 血浆碳酸氢盐缓冲系统的作用

　　B. 细胞内外 H⁺-K⁺ 交换

　　C. 红细胞内外 HCO_3^--Cl⁻ 交换

　　D. 肺调节

　　E. 肾调节

15. 下列哪些是慢性呼吸性碱中毒时的继发性变化？（　　）

　　A. 血 Cl⁻ 下降

　　B. 血 K⁺ 下降

　　C. BB 下降

　　D. SB 下降

　　E. AB 下降

三、填空题

1. 在反映酸碱平衡代谢性因素的指标中，不受 $PaCO_2$ 影响的有_____、_____和_____。

2. BE 负值加大可见于_____酸中毒和_____碱中毒，BE 正值加大可见于_____酸中毒和_____碱中毒。

3. AB＜SB 可见于_____酸中毒和_____碱中毒，AB＞SB 可见于_____酸中毒和_____碱中毒。

4. 碳酸氢盐缓冲系统在细胞外液由_____构成，在细胞内液由_____构成。

5. 非碳酸氢盐缓冲系统包括_____缓冲对、_____缓冲对及_____缓冲对。

6. 肾对酸碱平衡的调节机制是：肾小球滤液中_____的重吸收，_____的酸化，_____的排泄。

7. 碱中毒时出现中枢神经系统功能紊乱的发生机制与中枢神经递质_____下降、氧离曲线_____移、脑组织发生_____有关。

8. 代谢性酸中毒时，患者可出现嗜睡、昏迷与脑组织内_____酶活性升高，使脑内递质_____升高；而_____酶活性下降，使脑内_____供应减少。

9. 慢性 $PaCO_2$ 增加时，主要由_____代偿使_____继发性增加。

10. 慢性呼吸性碱中毒时主要由_____代偿使_____继发性减少。

四、问答题

1. pH 正常是否说明没有酸碱失衡？为什么？

2. 常见酸碱平衡失调的类型、病因及发生机制有哪些？

3. 某婴儿腹泻，每天排出水样便十几次，可导致哪些水、电解质紊乱，酸碱平衡紊乱？为什么？

4. 某患者腹泻 3 天，每天十余次，治疗时仅静脉输入葡萄糖液，可能发生哪些水、电解质、酸碱平衡的紊乱？

5. 某患者癔病发作 1 小时后测得血浆 pH = 7.52，$PaCO_2$ = 24 mmHg，AB = 24 mmol/L，BE = -2 mmol/L，出现呼吸浅慢，手足抽搐。问：①患者有何酸碱平衡紊乱？根据是什么？②分析患者呼吸浅慢、手足抽搐的发病机制。

6. 某糖尿病病人入院检查呈昏睡状，呼吸深快，实验室检查：血糖为 300 mg/dL，尿糖（++++），尿酮体强阳性，血 pH = 7.0，$PaCO_2$ = 16 mmHg，AB = 4 mmol/L，BE = -25 mmol/L。

问：（1）该患者有何酸碱平衡及电解质紊乱？根据是什么？

（2）分析病人昏睡、呼吸深快的发病机制。

（3）此时病人容易发生哪种电解质代谢紊乱？为什么？

参考答案

一、单项选择题

1. B 2. C 3. A 4. B 5. E
6. B 7. A 8. A 9. C 10. C
11. B 12. A 13. A 14. D
15. E 16. D 17. D 18. C
19. D 20. B 21. C 22. E
23. B 24. D 25. B

二、多项选择题

1. BCDE 2. BDE 3. ACE
4. ABC 5. ABCDE 6. ABCDE
7. ACDE 8. AD 9. ABCE
10. ABCD 11. ABCDE 12. AC
13. ABCDE 14. BC 15. BCDE

三、填空题

1. SB BB BE

2. 代谢性 呼吸性 呼吸性 代谢性

3. 代谢性 呼吸性 呼吸性 代谢性

4. $NaHCO_3/H_2CO_3$ $KHCO_3/H_2CO_3$

5. 磷酸盐 蛋白质 血红蛋白

6. $NaHCO_3$ 磷酸盐 NH_4^+

7. γ-氨基丁酸 左 缺氧

8. 谷氨酸脱羧 γ-氨基丁酸 生物氧化 ATP

9. 肾 HCO_3^-

10. 肾 HCO_3^-

四、问答题

1. pH 正常可能有如下情况：①没有酸碱失衡。②代偿性酸碱失衡。③酸碱混合型失衡：代谢性酸中毒合并代谢性碱中毒、代谢性酸中毒合并呼吸性碱中毒、代谢性碱中毒合并呼吸性酸中毒。④三重失衡。需要结合病史及其他酸碱指标作综合判断。

2. 请参考本章"重点难点分析"。

3. ①丧失消化液且排出低钠水样便，可致低容量性低钠血症（高渗性脱水）；②消化道失钾，可致低钾血症；③丢失碱性的小肠液，引起代谢性酸中毒。

4. ①丢失消化液只补水不补钠可导致低渗性脱水；②丢失碱性消化液可导致代谢性酸中毒；③消化道失钾可导致低血钾。

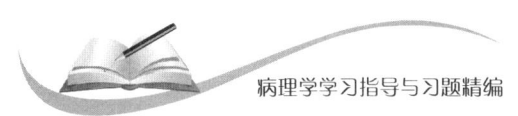

5. ①失代偿性呼吸性碱中毒。根据：pH 为 7.52，判断有碱中毒；病史：有过度通气→$PaCO_2$ 原发性下降→pH 上升；AB 和 BE 在正常范围，提示肾脏的代偿调节作用还未来得及发挥。②手足搐搦的机制：碱中毒造成血浆游离钙减少→神经肌肉的应激性上升；呼吸浅慢的机制：$PaCO_2$ 降低及氢离子减少可抑制呼吸。

6. （1）失代偿性代谢性酸中毒：根据病史及实验室检查，患者血中酮体增多→血浆 HCO_3^- 浓度因缓冲 H^+ 而减少，HCO_3^- 浓度下降为原发性变化，$PaCO_2$ 代偿性减小。根据代偿预计公式，预测 $PaCO_2 = 1.5 [HCO_3^-] + 8 \pm 2 = (14 \pm 2)$ mmHg，实测 $PaCO_2$ 为 16 mmHg，在此范围内。

（2）昏睡机制：酸中毒→脑组织中 GABA 生成增加，ATP 生成减少→中枢抑制；呼吸深快机制：血 H^+ 浓度升高→反射性呼吸深快。

（3）高钾血症：酸中毒时，细胞外 H^+ 进入细胞内，细胞内 K^+ 释出；肾排 H^+ 升高和排 K^+ 下降。

（孙洁）

第九章 缺 氧

目的要求

1. 掌握缺氧的概念、类型及各型缺氧的血氧变化特点。
2. 熟悉常见的血氧指标，缺氧时机体的功能和代谢变化。
3. 了解影响机体对缺氧耐受性的因素。

重点难点分析

各型缺氧的发病机制及血氧变化特点是本章的重点。缺氧是指组织和细胞因氧供应减少，或不能充分利用氧而致其代谢、功能和形态结构发生异常变化的病理过程称为缺氧。常用血氧指标包括血氧分压、血氧容量、血氧含量、血氧饱和度、氧合血红蛋白解离曲线、动-静脉血氧含量差。

一般将缺氧分为四种类型：低张性缺氧、血液性缺氧、循环性缺氧、组织性缺氧。

低张性缺氧，又称乏氧性缺氧，是指由于氧进入血液不足，使动脉血氧分压降低，供应组织的氧减少而引起的缺氧，主要由吸入气氧分压过低（大气性缺氧）、外呼吸功能障碍（呼吸性缺氧）和静脉血分流入动脉等原因引起。其血氧变化特点如下：动脉血氧分压、血氧含量及血氧饱和度下降，血氧容量正常，动-静脉氧含量差一般减小，慢性缺氧有代偿时，动-静脉氧含量差可无显著变化。

血液性缺氧，又称等张性缺氧，是指由于血红蛋白数量减少或性质改变，使血液携带氧的能力降低，或 Hb 结合的氧不易释出所引起的组织缺氧，其动脉血氧含量降低而血氧分压正常。主要由各种原因引起的严重贫血、CO 中毒、高铁血红蛋白血症、Hb 与氧的亲和力异常增强等原因引起。其血氧变化特点如下：动脉血氧分压血氧饱和度正常，血氧含量及动-静脉氧含量差一般降低，血氧容量正常或降低。

循环性缺氧是指由于血液循环障碍、组织血流量减少引起的组织供氧不足，又称低动力性缺氧。主要由全身性和局部性血液循环障碍引起。其血氧变化特点如下：动脉血氧分压、血氧容量、血氧含量及血氧饱和度均正常，动-静脉氧含量差升高。

组织性缺氧是指各种原因引起细胞生物氧化障碍，使组织、细胞利用氧的能力降低而引起的缺氧，主要由组织中毒、线粒体损伤、维生素缺乏引起。其血氧变化特点如下：动脉血氧分压、血氧容量、血氧含量及血氧饱和度均正常，动-静脉氧含量差降低。

各型缺氧血氧变化的特点参考教材第 139 页表 9-1。

名词解释

1. 缺氧：组织和细胞因氧供应减少，或不能充分利用氧而致其代谢、功能和形态结构发生异常变化的病理过程称为缺氧。

2. 血氧分压：指物理状态下，溶解于血液中的氧所产生的张力。

3. 血氧容量：指 100 mL 血液中 Hb 被氧充分饱和时的最大结合氧量。

4. 血氧含量：指 100 mL 血液中实际的带氧量，包括血红蛋白实际结合的氧和溶解在血浆中的氧，主要取决于血氧分压和血氧容量。

5. 血氧饱和度：指血红蛋白与氧结合的百分数。

6. 氧合血红蛋白解离曲线：表示氧分压与血氧饱和度之间的关系曲线，大致呈"S"形，具有重要的生理意义。

7. 动-静脉血氧含量差：指动脉血与静脉血的氧含量差，反映组织细胞对氧的消耗量。

8. 低张性缺氧：指由于氧进入血液不足，使动脉血氧分压降低，供应组织的氧减少而引起的缺氧，又称为乏氧性缺氧。

9. 血液性缺氧：指由于血红蛋白数量减少或性质改变，使血液携带氧的能力降低，或 Hb 结合的氧不易释出所引起的组织缺氧，其动脉血氧含量降低而血氧分压正常，又称等张性缺氧。

10. 循环性缺氧：指由于血液循环障碍，组织血流减少引起的组织供氧不足，又称低动力性缺氧。

11. 组织性缺氧：指各种原因引起细胞生物氧化障碍，使组织、细胞利用氧的能力降低而引起的缺氧。

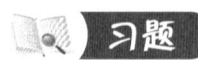 习题

一、单项选择题

1. 缺氧的概念是（　　）。
A. 血液的氧容量降低
B. 组织供氧不足或用氧障碍
C. 血液中的氧分压降低
D. 肺吸入气中的氧含量减少
E. 血液中的氧含量过低

2. 呼吸功能不全而发生的缺氧，其动脉血中最具特征性的变化是（　　）。
A. 氧容量降低
B. 氧分压降低
C. 氧含量降低
D. 氧饱和度降低
E. 氧离曲线右移

3. 组织性缺氧的血氧指标变化是（　　）。
A. 动脉血氧分压降低
B. 动脉血氧含量降低
C. 动脉血氧饱和度降低
D. 血氧容量低于正常
E. 动-静脉血氧含量差降低

4. 决定血氧饱和度最主要的因素是（　　）。
A. 血液 pH 值
B. 血液温度
C. 血氧分压
D. 血液 CO_2 分压
E. 红细胞内 2，3-DPG 的含量

5. 引起肠源性紫绀的原因是（　　）。
A. 亚硝酸盐中毒
B. CO 中毒
C. 氰化物中毒
D. 肠系膜血管痉挛
E. 肠道淤血水肿

6. 下列哪种原因引起的缺氧往往无发绀？（　　）
A. 呼吸功能不全
B. 组织用氧障碍
C. 心力衰竭
D. 静脉血掺杂
E. 窒息

7. 某患者的血样检查结果是：血氧容量为 20 mL/dL，动脉血氧含量为 15 mL/dL，动脉血氧分压为 6.7 kPa（50 mmHg），动静脉氧差为 4 mL/dL，其缺氧类型为（　　）。

A. 低张性缺氧

B. 血液性缺氧

C. 循环性缺氧

D. 组织中毒性缺氧

E. 混合性缺氧

8. 健康者进入高原地区或通风不良的矿井可发生缺氧的主要原因是（　　）。

A. 吸入气的氧分压低

B. 肺部气体交换差

C. 肺循环血流量少

D. 血液携氧能力低

E. 组织血流量少

9. CO中毒皮肤黏膜颜色为（　　）。

A. 苍白

B. 樱桃红

C. 玫瑰红

D. 褐色

E. 黄绿色

10. CO中毒造成缺氧的原因是（　　）。

A. 氧气与Hb结合速率变慢

B. HbO_2解离速度加快

C. HbCO无携氧能力

D. CO使红细胞内2,3-DPG减少

E. 以上都不是

11. 循环性缺氧时，血氧指标最有特征性的变化是（　　）。

A. 动脉血氧分压正常

B. 血氧容量正常

C. 动脉血氧含量正常

D. 动脉血氧饱和度正常

E. 动-静脉血氧含量差增大

12. 最能反映组织中毒性缺氧的指标是（　　）。

A. 血氧容量降低

B. 动脉血氧分压降低

C. 动脉血氧含量降低

D. 静脉血氧含量升高

E. 动-静脉血氧含量差升高

13. 严重缺氧致细胞损伤时，细胞膜内外的离子浓度变化为（　　）。

A. 细胞内钠离子增多

B. 细胞外钾离子减少

C. 细胞内钙离子减少

D. 细胞外氢离子减少

E. 以上都不是

14. 检查动-静脉血氧含量差主要反映的是（　　）。

A. 吸入气氧分压

B. 肺的通气功能

C. 肺的换气功能

D. Hb与氧的亲和力

E. 组织摄取和利用氧的能力

二、多项选择题

1. 下列哪些疾病会引起循环性缺氧？（　　）

A. 动脉粥样硬化症

B. CO中毒

C. 贫血

D. 休克

E. 维生素缺乏

2. 大量食用腌菜的患者会出现下列哪些变化？（　　）

A. 血液中变性Hb增多

B. 红细胞内2,3-DPG生成减少

C. Hb与氧的亲和力增高

D. Hb丧失携氧能力

E. Hb数量减少

3. 缺氧所致中枢神经系统功能障碍是由于（　　）

A. 脑细胞肿胀

B. 围管性浸润

C. 胶质小结形成

D. 脑间质水肿

E. 脑细胞坏死

4. CO 中毒和亚硝酸盐中毒产生缺氧的相同之处有（　　）。
   A. 典型紫绀
   B. 氧合血红蛋白减少
   C. 动脉血氧饱和度正常
   D. 氧离曲线左移
   E. 动脉氧分压正常

5. 常用的血氧指标有（　　）。
   A. 血氧分压
   B. 血氧容量
   C. 血氧含量
   D. 血氧饱和度
   E. 氧离曲线

6. 下列哪些不是氰化物中毒时血氧变化的特征？（　　）
   A. 血氧容量降低
   B. 动脉血氧含量降低
   C. 动脉血氧分压降低
   D. 动脉血氧饱和度降低
   E. 动-静脉血氧含量差降低

7. 影响氧离曲线的因素包括（　　）。
   A. 酸中毒
   B. 二氧化碳含量
   C. 血温
   D. 血压
   E. 2，3-DPG

8. 引起乏氧性缺氧的原因包括（　　）。
   A. 吸入气氧分压过低
   B. 维生素缺乏
   C. 外呼吸功能障碍
   D. 静脉血分流入动脉
   E. 高铁血红蛋白血症

9. 乏氧性缺氧的变化有（　　）。
   A. 动脉血氧分压降低
   B. 动脉血氧含量降低
   C. 动脉血氧容量正常
   D. 动脉血氧饱和度降低
   E. 动-静脉氧差升高

10. 血液性缺氧的变化有（　　）。
    A. 动脉血氧分压降低
    B. 动脉血氧含量降低
    C. 动脉血氧容量降低
    D. 动脉血氧饱和度正常
    E. 动静脉氧差增大

11. 血液性缺氧的原因包括（　　）。
    A. 缺铁性贫血
    B. CO 中毒
    C. 氰化物中毒
    D. 高铁血红蛋白血症
    E. 先天性心脏病

12. 缺氧时机体的代偿方式包括（　　）。
    A. 呼吸变深变快
    B. 心输出量增加
    C. 血流重新分布
    D. 肺血管收缩
    E. 红细胞增多

13. 严重缺氧导致循环功能障碍的机制有（　　）。
    A. 能量产生不足，Na^+-K^+ 泵不能正常运转
    B. 迷走神经兴奋，心率变慢、期前收缩甚至心室纤维颤动
    C. 肺血管收缩，肺动脉高压
    D. 酸性代谢产物使外周血管床扩张，回心血量减少
    E. 胃肠道消化吸收功能障碍

14. 下列哪项是组织细胞对缺氧的代偿性变化？（　　）
    A. 线粒体数量增加
    B. 葡萄糖无氧酵解增强

C. 肌红蛋白含量增加
D. 合成代谢减少
E. 离子泵转运功能加强

15. 缺氧时氧离曲线右移的最主要原因是（　　　）。

A. 红细胞内 2,3-DPG 浓度升高
B. 血液氢离子浓度升高
C. 血液二氧化碳分压升高
D. 血液温度升高
E. 维生素 B_1 严重缺乏

三、填空题

1. 缺氧的类型分为_____、_____、_____、_____。

2. 乏氧性缺氧的血氧变化特点为动脉血氧分压_____、氧含量_____、氧容量_____、动-静脉血氧含量差_____。

3. 血液性缺氧的血氧变化特点是，动脉血氧分压_____、动脉血氧含量_____、动脉血氧容量_____、动脉血氧饱和度_____、动-静脉氧差_____。

4. 循环性缺氧时，动-静脉氧含量差_____。

四、问答题

1. 简述常用血氧指标及其意义。
2. 简述缺氧的类型及各型缺氧的血氧变化特点。
3. 试述低张性缺氧的病因与发病机制。
4. 试述血液性缺氧的病因与发病机制。
5. 简述组织性缺氧的原因及氰化物中毒引起组织性缺氧的机制。
6. 支气管阻塞、煤气中毒、休克、KCN 中毒各引起哪类型的缺氧？
7. 简述缺氧时呼吸系统的代偿反应。

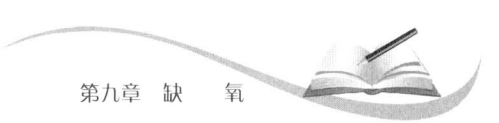

参考答案

一、单项选择题

1. B　　2. B　　3. E　　4. C
5. A　　6. B　　7. A　　8. A
9. B　　10. C　　11. E　　12. D
13. A　　14. E

二、多项选择题

1. AD　　2. ACD　　3. ADE
4. BCDE　　5. ABCDE　　6. ABCD
7. ABCE　　8. ACD　　9. ABCD
10. BCD　　11. ABD　　12. ABCDE
13. ABCD　　14. ABCD　　15. ABCD

三、填空题

1. 低张性缺氧　血液性缺氧　循环性缺氧　组织性缺氧
2. 降低　降低　正常　降低
3. 正常　降低　降低　正常　降低
4. 升高

四、问答题

1. 常用血氧指标及其意义：

（1）血氧分压。指物理状态下，溶解于血液中的氧所产生的张力。正常值：动脉血氧分压 100 mmHg，主要取决于吸入气体的氧分压和肺的外呼吸功能；静脉血氧分压 40 mmHg，主要取决于组织摄取氧和利用氧的能力，可反映内呼吸状况。

（2）血氧容量。指 100 mL 血液中 Hb 被氧充分饱和时的最大结合氧量。血氧容量正常值为 20 mL/dL。取决于血液中 Hb 的质（与氧结合的能力）和量，血氧容量的高低可反映血液携带氧的能力。

（3）血氧含量。指 100 mL 血液中实际的带氧量，包括 Hb 实际结合的氧和溶解在血浆中的氧，主要取决于血氧分压和血氧容量。动脉血氧含量正常值为 19 mL/dL；静脉血氧含量正常值

为 14 mL/dL。

（4）血氧饱和度。指 Hb 与氧结合的百分数。正常动脉血氧饱和度约为 95%，静脉血氧饱和度约为 70%，主要取决于血氧分压。

（5）氧合血红蛋白解离曲线。表示氧分压与血氧饱和度之间的关系曲线，大致呈"S"形，具有重要的生理意义。是反映 Hb 和氧亲和力的指标。

（6）动 - 静脉血氧含量差。指动脉血与静脉血的氧含量差，反映组织细胞对氧的消耗量。正常值约为 5 mL/dL，反映组织细胞对氧的消耗量，其变化取决于组织从单位容积血液内摄氧的多少。

2. 缺氧的类型及各型缺氧的血氧变化特点如下表所示：

缺氧类型	动脉血氧分压	血氧容量	动脉血氧含量	动脉血氧饱和度	动 - 静脉氧含量差
低张性缺氧	↓	N	↓	↓	↓ 或 N
血液性缺氧	N	↓ 或 N	↓	N	↓
循环性缺氧	N	N	N	N	↑
组织性缺氧	N	N	N	N	↓

注：N 代表正常。

3. 低张性缺氧的原因和发病机制如下：

（1）吸入气氧分压过低。多发生于海拔 3 000 m 以上高原或高空，或通风不良的矿井、坑道等，因吸入气中的氧分压过低，进入肺泡的氧不足，导致弥散入血的氧量减少，故又称为大气性缺氧。

（2）外呼吸功能障碍。多见于呼吸道狭窄或阻塞、胸腔疾病、肺部疾病等，由于肺的通气功能障碍或者换气功能障碍所致，又称为呼吸性缺氧。

（3）静脉血分流入动脉。可见于某些先天性心脏病，如心室间隔或心房间隔缺损同时伴有肺动脉高压时，因右心静脉血未经氧合就直接渗入左心，使动脉血氧分压降低。

4. 血液性缺氧的原因和发病机制如下：

（1）Hb 含量减少。见于各种原因引起的贫血，因 Hb 含量及血液中红细胞数量减少，血液不能携带足量的氧，致使血氧容量和血氧含量低于正常，导致组织缺氧。

（2）Hb 性质改变。

1）CO 中毒。CO 与 Hb 结合形成碳氧血红蛋白，从而失去携氧功能。另外，CO 还能抑制红细胞内糖酵解，使 2,3-DPG 生成减少，氧离曲线左移，导致氧合血红蛋白不易释出结合的氧，从而使组织缺氧加重。

2）高铁血红蛋白血症。Hb 中的 Fe^{2+} 在氧化剂的作用下可氧化成 Fe^{3+}，形成高铁血红蛋白而丧失携带氧的能力，进食大量含硝酸盐的腌菜后，肠道细菌将硝酸盐还原为亚硝酸盐，后者吸收导致高铁血红蛋白血症，称为肠源性紫绀。

3）Hb 与氧的亲和力异常增强。如输入大量库存血液时，因血液中红细胞内 2,3-DPG 含量低，使 Hb 与氧结合增强。

5. 组织性缺氧的原因：①组织中毒。氰化物、硫化物、砒霜、磷等。②线粒体损伤。严重缺氧、钙超载、大剂量放射线照射、高压氧、细菌毒素。③维生素缺乏。维生素 B_1、维生素 B_2、泛酸及尼克酰胺。

氰化物中毒引起组织性缺氧的机制：氰化物如 HCN、KCN、NaCN 等可通过消化道、呼吸道和皮肤进入组织细胞内，其氰基迅速与氧化型细胞色素氧化酶的 Fe^{3+} 结合为氰化高铁细胞色素氧化酶，阻碍其还原成 Fe^{2+} 还原型细胞色素氧化酶，导致呼吸链中断，细胞利用氧障碍。仅 0.06 g HCN 即可致人死亡。

6. 支气管阻塞引起低张性缺氧，煤气中毒引起血液性缺氧，休克引起循环性缺氧，氰化钾中毒引起组织性缺氧。

7. 缺氧时呼吸系统的代偿反应：呼吸系统代偿反应主要表现为呼吸加深加快，呼吸运动增强。其发生与以下因素有关：①动脉血氧分压降低，刺激颈动脉体和主动脉体外周化学感受器引起。②缺氧伴动脉血二氧化碳分压升高，刺激外周和中枢化学感受器引起。③胸廓呼吸运动的增强，使胸腔内负压增大引起。

（杨巧红）

第十章　发　热

目的要求

1. 掌握发热的概念，发热时的体温调节机制，发热的时相和热代谢特点。
2. 熟悉发热与过热的区别，发热激活物和内生致热原的概念、种类，致热信号进入中枢的可能机制，发热中枢调节介质的种类。
3. 了解发热时机体的代谢和功能变化。

重点难点分析

发热时的体温调节机制：发热时，机体产内生致热原（EP）细胞因受到来自体内外发热激活物的作用，产生和释放EP，EP经血液循环进入颅内体温调节中枢，中枢正调节介质释放增多，调定点上移，机体产热增强，散热减弱，体温逐步升高，直到与新的调定点水准相适应。与此同时，体温的负调节介质作用不断增大，通过与正调节介质共同作用，有效地将调定点的上移和体温的升高限制在特定范围内，从而产生热限现象。随着发热激活物的消失，EP及中枢调节介质被清除，调定点在逐步恢复正常的同时，体温相应降至正常。

发热的时相及其热代谢特点：发热分为三个时相，即体温上升期、高温持续期、体温下降期。①体温上升期的热代谢特点：体温低于调定点，产热增加，散热减少，产热大于散热，体温升高。②高温持续期的热代谢特点：体温上升到新调定点水平，在新调定点水平上波动，产热与散热在较高的水平保持相对平衡。③体温下降期的热代谢特点：体温高于调定点，散热增加，产热减少，散热大于产热，体温开始下降，逐渐恢复到正常调定点相适应的水平。

名词解释

1. 发热：在致热原的作用下，机体体温调节中枢的调定点上移而引起的调节性体温升高，体温上升超过正常值0.5 ℃。
2. 过热：属于病理性体温升高，其调定点不变，由于体温调节障碍，或散热障碍及产热器官功能异常等引起的被动性体温升高。
3. 发热激活物：来自体外或体内，能刺激机体产生内生致热原的物质，又称EP诱导物。
4. 内生致热原（EP）：在发热激活物的作用下，体内某些细胞（产EP细胞）被激活，产生并释放的致热物质。

习题

一、单项选择题

1. 发热是体温调定点（　　）。
 A. 上移，引起的主动性体温升高
 B. 下移，引起的主动性体温升高
 C. 上移，引起的被动性体温升高
 D. 下移，引起的被动性体温升高
 E. 不变，引起的主动性体温升高

2. 下列哪种情况的体温升高属于发热？（　　）
 A. 妇女月经前期
 B. 甲状腺功能亢进
 C. 剧烈运动后

D. 中暑
E. 流行性感冒

3. 下列哪项不属于发热激活物？（　　）

A. 细菌
B. 致热性类固醇
C. 环磷酸腺苷
D. 致炎因子
E. 抗原抗体复合物

4. 发热激活物引起发热主要是（　　）。

A. 刺激局部的神经末梢，释放神经介质
B. 激活局部血管内皮细胞释放致炎物质
C. 促进内生致热原的产生和释放
D. 直接作用于下丘脑的体温调节中枢
E. 加速分解代谢，产热量增加

5. 发热激活物的作用部位是（　　）。

A. 下丘脑体温调节中枢
B. 骨骼肌
C. 体内产 EP 细胞
D. 皮肤血管
E. 汗腺

6. 下列哪种物质属于内生致热原？（　　）

A. 心肌梗死时的组织坏死物
B. 革兰氏阴性细菌产生的内毒素
C. 抗原抗体复合物
D. 致炎因子
E. 巨噬细胞被激活后释放的致热物质

7. 最常见的外致热原是（　　）。

A. 革兰氏阴性菌胞壁中的脂多糖（LPS）
B. 真菌

C. 革兰氏阳性菌胞壁中的蛋白质
D. 外毒素
E. 病毒

8. EP 是一种（　　）。

A. 小分子蛋白
B. 大分子蛋白
C. 磷脂
D. 多糖
E. 类固醇

9. 高热持续期热代谢的特点是（　　）。

A. 散热减少，产热增加，体温升高
B. 散热减少，产热增加，体温不变
C. 散热增加，产热减少，体温升高
D. 产热与散热在高水平上相对平衡，体温保持高水平
E. 散热增加，产热减少，体温下降

10. 发热时（　　）。

A. 交感神经兴奋，消化液分泌增多，胃肠蠕动增强
B. 交感神经抑制，消化液分泌减少，胃肠蠕动减弱
C. 交感神经兴奋，消化液分泌减少，胃肠蠕动减弱
D. 迷走神经兴奋，消化液分泌增多，胃肠蠕动增强
E. 迷走神经兴奋，消化液分泌减少，胃肠蠕动减弱

11. 体温每升高 1 ℃，基础代谢率一般可提高（　　）。

A. 3%
B. 13%
C. 15%
D. 20%
E. 5%

12. 最早发现的 EP 是（　　）。

A. IL-6
B. IL-1
C. IL-2

E. IFN
D. TNF

13. 体温每升高 1 ℃，心率每分钟增加约（　　）。
   A. 10 次
   B. 12 次
   C. 15 次
   D. 18 次
   E. 20 次

二、多项选择题

1. 能够产生内生致热原的细胞有（　　）。
   A. 红细胞
   B. 肺巨噬细胞
   C. 单核巨噬细胞类
   D. 肿瘤细胞
   E. 淋巴细胞

2. 发热是指（　　）。
   A. 中暑引起的体温升高
   B. 致热原作用引起
   C. 体温调节中枢调定点上移
   D. 调节性体温升高
   E. 体温调节障碍引起

3. 发热中枢的正调节介质包括（　　）。
   A. 前列腺素 E（PGE）
   B. 促肾上腺皮质激素释放激素（CRH）
   C. 环磷酸腺苷（cAMP）
   D. 精氨酸加压素
   E. 黑素细胞刺激素

4. 属于发热激活物中的体内产物的是（　　）。
   A. 致热性类固醇
   B. 抗原抗体复合物
   C. 致炎因子
   D. 组织损伤和坏死产物
   E. 细菌和病毒

三、填空题

1. 发热激活物通常包括_____和_____等。

2. 内生致热原主要包括_____、_____、_____和_____。

3. EP 信号传入体温调节中枢的途径可能有：_____、_____和_____。

4. 发热中枢正调节介质是_____、_____、_____、其他。

5. 发热过程的三个时相分别是_____、_____和_____。

6. 发热时由于_____和_____促使呼吸中枢兴奋、呼吸_____，从而使更多的热量从呼吸道散发。

四、问答题

1. 简述发热激活物的种类。
2. 简述发热的时相及热代谢特点。
3. 试述发热的发生机制。

参考答案

一、单项选择题

1. A　2. E　3. C　4. C
5. C　6. E　7. A　8. A
9. D　10. C　11. B　12. B
13. D

二、多项选择题

1. BCDE　2. BCD　3. ABC
4. ABCD

三、填空题

1. 外致热原　体内产物

2. 白细胞介素－1　白细胞介素－6　肿瘤坏死因子　干扰素

3. 下丘脑终板血管器　血脑屏障

迷走神经

4. 前列腺素 E　环磷酸腺苷　促肾上腺皮质激素释放激素

5. 体温上升期　高温持续期　体温下降期

6. 体温升高　酸性代谢产物增多　加深加快

四、问答题

1. 发热激活物的种类有：

（1）外致热原。①细菌，如革兰氏阳性菌、革兰氏阴性菌；②病毒；③真菌；④其他，如螺旋体、疟原虫。

（2）体内产物：①致热性类固醇，如本胆烷醇酮；②抗原抗体复合物；③致炎因子；④组织损伤和坏死产物。

2. 发热分为三个时相：体温上升期、高温持续期、体温下降期。①体温上升期的热代谢特点是：体温低于调定点，产热增加，散热减少，产热大于散热，体温升高。②高温持续期的热代谢特点是：体温上升到新调定点水平，在新调定点水平上波动，产热与散热在较高的水平保持相对平衡。③体温下降期的热代谢特点是：体温高于调定点，散热增加，产热减少，散热大于产热，体温开始下降，逐渐恢复到正常调定点相适应的水平。

3. 发热时的体温调节机制：发热时，机体产 EP 细胞因受到来自体内外发热激活物的作用，产生和释放 EP，EP 经血液循环进入颅内体温调节中枢，中枢正调节介质释放增多，调定点上移，机体产热增强，散热减弱，体温逐步升高，直到与新的调定点水准相适应。与此同时，体温的负调节介质作用不断增大，通过与正调节介质共同作用，有效地将调定点的上移和体温的升高限制在特定范围内，从而产生热限现象。随着发热激活物的消失，EP 及中枢调节介质被清除，调定点在逐步恢复正常的同时，体温相应降至正常。

（赵婷秀）

第十一章 应激与疾病

目的要求

1. 掌握应激的概念，应激反应的发生机制，应激性溃疡的概念及发病机制。
2. 熟悉应激原、全身适应综合征的概念及分期。
3. 了解应激时机体的功能代谢变化，应激与疾病。

重点难点分析

应激的概念是本章的重点。应激是指机体受到各种强烈或有害的刺激后出现的非特异性全身反应，又称应激反应。凡是能引起机体应激反应的刺激因素称为应激原。当劣性应激原持续作用于机体，应激会表现为动态的连续过程，并最终导致内环境紊乱和疾病，称为全身适应综合征（GAS），可分为警觉期、抵抗期及衰竭期三期。

应激反应的发生机制是本章的重点与难点。发生机制主要表现为应激的神经内分泌反应、应激的急性期反应和细胞应激反应。神经内分泌反应分为蓝斑－交感－肾上腺髓质系统、下丘脑－垂体－肾上腺皮质系统和其他激素。

蓝斑－交感－肾上腺髓质系统由中枢和外周两部分组成，中枢整合部位在脑干蓝斑及相关的去甲肾上腺素能神经元；外周参与效应的是交感－肾上腺髓质系统。蓝斑释放去甲肾上腺素，上行投射脑边缘系统，下行至脊髓侧角，调节交感神经系统和肾上腺髓质系统的功能；去甲肾上腺素能神经元能调控交感－肾上腺髓质应激反应；启动 HPA 的应激反应；交感－肾上腺髓质：应激的警觉期以该系统的强烈兴奋为主，交感（+）释放去甲肾上腺素、肾上腺髓质（+）释放肾上腺素。应激时表现为儿茶酚胺浓度迅速升高。

下丘脑－垂体－肾上腺皮质系统的中枢位点在下丘脑室旁核和腺垂体，外周参与效应的是肾上腺皮质，下丘脑的室旁核上行投射到大脑边缘系统，下行主要通过激素调控腺垂体和肾上腺皮质将神经元信号转换为激素信号。应激作用于机体后，主要位于室旁核的促肾上腺皮质激素释放激素神经元合成并释放促肾上腺皮质激素释放激素，再刺激垂体合成、释放促肾上腺皮质激素。肾上腺皮质合成并释放糖皮质激素（GC）。糖皮质激素分泌增加是应激最重要的反应。

应激的急性期反应主要是急性期反应蛋白，细胞应激反应主要是热休克蛋白。

急性期反应蛋白属于分泌型蛋白，其类型主要有抑制蛋白酶、凝血与抗凝血蛋白、运输蛋白、补体等。热休克蛋白属于非分泌型蛋白，又称应激蛋白，也被形象地称为"分子伴娘"。分子伴娘是细胞内一类能介导其他蛋白正确装配、其本身却不具功能的最终装配产物的组成成分。结构性 HSP70 是一类重要的"分子伴娘"，其主要功能包括细胞结构的维持、更新、修复和免疫，可增强机体对多种应激原的耐受能力和抵抗能力。

与应激相关的躯体疾病多见于应激性溃疡、溃疡性结肠炎和神经性呕吐、原发性高血压、冠心病和心律失常等。应激性溃疡指在严重疾病或创伤（包括大手术）及其他应激情况下，出现的急性损伤，其主要表现为胃及十二指肠黏膜糜烂、溃疡、出血、穿孔等，其发生机制包括胃黏膜缺血、胃腔内 H^+ 进入黏膜、糖皮质激素和前列腺素的作用等。原发性高血压、冠心病与应激密切相关，其主要发生机制包括：交感－肾上腺髓质系统（＋）和肾素－血管紧张素－醛固酮系统激活、应激时糖皮质激素持续升高、社会心理因素所引发的应激反应可引起遗传易感性的激活，遗传因素与环境因素长期作用的结果，导致原发性高血压。心肌梗死与猝死、情绪心理应激是促发心律失常、急性心肌梗死、心源性猝死的主要诱因，称为"触发器"。在原有冠状动脉病变或心肌损伤的基础上，更易诱发心肌梗死、心律失常及猝死。应激诱发的致死性心律失常主要是心室纤颤。

名词解释

1. 应激：指机体受到各种强烈或有害的刺激后，出现非特异性全身反应。

2. 应激原：指凡是能引起机体应激反应的刺激因素。应激原包括外环境因素、内环境因素、心理因素、社会环境因素。

3. 全身适应综合征：指劣性应激原持续作用于机体，则应激会表现为一个动态的连续过程，并最终导致内环境紊乱和疾病。

4. 急性期反应蛋白（APP）：应激时由于感染、炎症或组织损伤等原因使血浆中某些蛋白质浓度迅速升高，这些蛋白质被称为 APP。

5. 热休克蛋白（HSP）：是指在热应激或其他应激时细胞合成或合成增加的一组蛋白质，又称为应激蛋白，属于非分泌型蛋白质。

6. 应激性溃疡：指在严重疾病或创伤（包括大手术）及其他应激情况下，出现的急性损伤，其主要表现为胃及十二指肠黏膜糜烂、溃疡、出血、穿孔等，称为应激性溃疡。

习题

一、单项选择题

1. 应激是机体受到各种强烈因素刺激时所产生的一种（ ）。
   A. 特异性全身反应
   B. 损害性全身反应
   C. 非特异性全身反应
   D. 代偿性全身反应
   E. 防御性全身反应

2. 能作为应激原的是（ ）。
   A. 高温
   B. 惊恐
   C. 中毒
   D. 感染
   E. 以上都是

3. 一般在应激时体内分泌减少的内分泌激素是（ ）。
   A. 抗利尿激素
   B. 胰高血糖素
   C. 胰岛素
   D. 糖皮质激素
   E. 醛固酮

4. 应激过程中最突出的表现为（ ）。
   A. 胸腺细胞肥大
   B. 淋巴组织增生
   C. 肾上腺皮质增大
   D. 淋巴细胞增多
   E. 中性粒细胞减少

5. 心血管系统的应激反应常表现为（ ）。
   A. 心率减慢、心输出量下降
   B. 心率加快、心输出量增加

C. 心率和心输出量皆无明显变化，但外周总阻力明显升高

D. 心率和心输出量皆无明显变化，但外周总阻力明显降低

E. 冠脉血流量下降、心肌缺血

6. 急性期反应蛋白主要由下列哪种细胞合成？（　　）

A. 单核巨噬细胞

B. 成纤维细胞

C. 血管内皮细胞

D. 淋巴细胞

E. 肝细胞

7. 应激时泌尿系统的变化中下列哪项不存在？（　　）

A. 尿少

B. 水钠潴留

C. 肾小球滤过率降低

D. 尿钾降低

E. 肾血管收缩

8. 下列哪种疾病不属于应激相关疾病？（　　）

A. 原发性高血压

B. 冠心病

C. 心肌梗死

D. 溃疡性结肠炎

E. 慢性胃炎

9. 应激时交感-肾上腺髓质反应的防御作用主要表现为（　　）。

A. 儿茶酚胺促使血小板聚集

B. 心率增快，血液重新分布

C. 外周小血管收缩，微循环灌流量减少

D. 增加心肌耗氧量

E. 减少脂质过氧化物生成

10. GAS的警觉期的特点是（　　）。

A. 胸腺、淋巴组织缩小

B. 皮质醇起主要作用

C. 机体的适应能力趋向衰退

D. 肾上腺皮质激素和儿茶酚胺均增加，机体处于最佳动员状态

E. 糖皮质激素受体数量和亲和力下降，机体内环境明显失衡

11. GAS抵抗期的特点是（　　）。

A. 糖皮质激素受体的数量与亲和力下降

B. 以肾上腺皮质激素分泌增多为主

C. 机体代谢率降低，炎症免疫反应增强

D. 此期机体对任何应激原的抵抗力增强

E. 此期机体各器官功能处于最佳动员状态

12. 应激时，消化系统的改变主要表现为（　　）。

A. 胃肠血管舒张、血流量增加

B. 胃酸分泌增加

C. 胃黏液蛋白分泌增加

D. 平滑肌麻痹

E. 胃黏膜糜烂、溃疡、出血

13. 应激时物质代谢变化的特点是（　　）。

A. 分解减少，合成减少

B. 分解增加，合成增加

C. 分解减少，合成增加

D. 分解增加，合成减少

E. 分解增加，合成不变

14. 关于热休克蛋白功能的叙述，下列正确的是（　　）。

A. 清除异物和坏死组织

B. 充当"分子伴娘"的作用

C. 增强机体抗出血能力

D. 抑制蛋白酶活性

E. 清除自由基

15. 应激时血液系统的变化是（　　）。

A. 白细胞数目增加，核左移

B. 血小板数量减少，黏附能力减弱

C. 纤维蛋白浓度降低

D. 红细胞沉降率降低

E. 凝血因子Ⅴ、Ⅷ浓度降低

16. 应激时机体最突出的表现是（　　）。

A. 免疫功能增强

B. 造血功能增强

C. 血液重新分布

D. 白细胞数目增加

E. 神经内分泌反应

17. 应激性溃疡形成的最基本条件是（　　）。

A. 胆汁反流

B. 酸中毒

C. 胃黏膜缺血

D. 胃腔内 H^+ 向黏膜内的反向弥散

E. 碱中毒

18. 参加应激反应的关键性器官是（　　）。

A. 心脏

B. 肺

C. 前列腺

D. 甲状腺

E. 肾上腺

19. 下列哪项是有关"分子伴娘"的正确描述？（　　）

A. 能提高细胞对多种应激原的耐受能力

B. 与受损蛋白质修复或移除有关

C. 帮助蛋白质的正确折叠、移位、维持和降解

D. 诱生性HSP即是一类重要的"分子伴娘"

E. 以上都正确

20. 应激性溃疡是（　　）。

A. 一种消化性溃疡

B. 外伤后的一种皮肤表浅溃疡

C. 心理应激时出现的口腔溃疡

D. 重病、重伤情况下出现的胃、十二指肠黏膜的表浅溃疡

E. 癌性溃疡

21. 免疫系统（　　）。

A. 通常被应激反应抑制

B. 通常被应激反应激活

C. 在急性反应时增强、持续反应时抑制

D. 不参与应激反应

E. 是保护性应激反应的中心环节

22. 在全身适应综合征的警觉期起主要作用的激素是（　　）。

A. CRH

B. 儿茶酚胺

C. 胰岛素

D. 糖皮质激素

E. b-内啡肽

23. 在全身适应综合征的抵抗期起主要作用的激素是（　　）。

A. 肾上腺素

B. 去甲肾上腺素

C. 胰岛素

D. 糖皮质激素

E. b-内啡肽

24. C-反应蛋白是一种（　　）。

A. 热休克蛋白

B. 急性期反应蛋白

C. 酶

D. 转录因子

E. 核蛋白

二、多项选择题

1. 全身适应综合征分为哪三期？（　　）

A. 代偿期

B. 警觉期

C. 抵抗期

D. 衰竭期

E. 休克期

2. 应激时机体内代谢变化是（   ）。
A. 糖异生增加
B. 脂肪动员加强
C. 肌肉分解加强
D. 呈负氮平衡
E. 蛋白质合成加强

3. 良性应激时心血管系统可出现下列哪种变化？（   ）
A. 心肌缺血
B. 心率增快
C. 心律失常
D. 血液重新分布
E. 血压升高

4. 热休克蛋白具有下列哪些功能？（   ）
A. 提高耐热能力
B. 与受损蛋白质修复或移除有关
C. "分子伴娘"
D. 清除异物和坏死组织
E. 抑制蛋白酶

5. 情绪心理应激因素与下列哪些心血管疾病关系较为密切？（   ）
A. 冠心病
B. 心肌炎
C. 原发性高血压
D. 心律失常
E. 心源性猝死

6. 应激时糖皮质激素分泌增加的生理意义是（   ）。
A. 稳定溶酶体膜
B. 促进蛋白质分解
C. 抗炎、抗过敏
D. 维持循环系统对儿茶酚胺的反应性
E. 糖原异生增强

三、填空题

1. 应激原可分为_____、_____、_____三类。

2. 全身适应综合征分为_____、_____、_____三期。

3. 全身适应综合征抵抗期显示出对特定应激原的抵抗程度_____，对其他应激原的抵抗力_____。

4. 应激反应的主要神经内分泌改变是_____系统兴奋和_____系统兴奋。

5. 促肾上腺皮质激素（CRH）最主要的功能是刺激_____的分泌进而增加_____的分泌。CRH应激时的另一个重要功能是_____。

6. _____增加是应激最重要的内分泌反应。

7. 持续应激时细胞的糖皮质激素受体数目_____，亲和力_____。

8. 糖皮质激素对多种化学介质的生成、释放和激活具有_____作用，因而其具有_____、_____作用。

9. 应激时血中胰岛素_____。

10. 应激性溃疡形成的最基本条件是_____，必要条件是_____。

11. 应激时变化最明显的激素为_____和_____，两者对免疫功能主要都显示_____效应。

12. 精神创伤性应激障碍是一种应激造成的_____，其病因是_____。

四、问答题

1. 简述蓝斑－交感－肾上腺髓质系统的基本组成及主要效应。

2. 简述下丘脑-垂体-肾上腺皮质激素系统的基本组成及主要效应。

3. 简述应激性溃疡的发生机制。

4. 为什么说应激是一个非特异性全身反应？它有何生物学意义？

5. 何为"分子伴娘"？简述其功能。

参考答案

一、单项选择题

1. C　　2. E　　3. C　　4. C
5. B　　6. E　　7. D　　8. E
9. B　　10. D　　11. B　　12. E
13. D　　14. B　　15. A　　16. E
17. C　　18. E　　19. C　　20. D
21. C　　22. B　　23. D　　24. B

二、多项选择题

1. BCD　　2. ABCD　　3. BDE
4. ABC　　5. ACDE　　6. ABCDE

三、填空题

1. 外环境因素　内环境因素　心理社会因素

2. 警觉期　抵抗期　衰竭期

3. 增强　下降

4. 蓝斑-交感-肾上腺髓质　下丘脑-垂体-肾上腺皮质

5. 促肾上腺皮质激素　糖皮质激素　调控应激时的情绪行为反应

6. 糖皮质激素

7. 减少　降低

8. 抑制　抗炎　抗过敏

9. 降低

10. 胃黏膜缺血　胃腔 H^+ 进入黏膜

11. 糖皮质激素　儿茶酚胺　抑制

12. 精神障碍类疾病　严重的精神与心理应激

四、问答题

1. 蓝斑-交感-肾上腺髓质系统的基本组成为脑干（蓝斑）的去甲肾上腺素能神经元及交感-肾上腺髓质系统。蓝斑为该系统的中枢部位。应激时的主要中枢效应与应激时的兴奋、警觉有关，并可引起紧张、焦虑的情绪反应。外周效应主要引起血浆肾上腺素、去甲肾上腺素浓度迅速升高，参与调控机体对应激的急性反应。

2. 下丘脑-垂体-肾上腺皮质激素系统的基本组成为下丘脑的室旁核、腺垂体和肾上腺皮质，室旁核为该神经内分泌轴的中枢部位。其中枢介质为 CRH 和 ACTH，CRH 最主要的功能是刺激 ACTH 的分泌进而增加糖皮质激素的分泌。CRH 的另一个重要功能是调控应激时的情绪行为反应，适量的 CRH 增多可促进适应，使机体兴奋或有愉快感；但大量的 CRH 增加，特别是慢性应激时的持续增加则造成适应机制的障碍，出现焦虑、抑郁、食欲、性欲减退等。糖皮质激素分泌增加是应激最重要的反应，对机体有广泛的保护作用。

3. 应激性溃疡的发生机制：

（1）胃黏膜缺血。应激时儿茶酚胺增加，血液重新分布，使内脏血液减少，胃肠黏膜缺血，使上皮细胞能量不足，产生的黏液和 HCO_3^- 减少，胃黏膜表面的屏障受到破坏，为应激性溃疡最基本的条件。

（2）胃腔内 H^+ 进入黏膜。由于胃黏膜屏障受破坏，胃腔内的 H^+ 向黏膜内反向弥散；同时，由于胃黏膜血流量减少，进入黏膜内过量的 H^+ 不能被血液中的 HCO_3^- 中和，也不能被血液及时带走，从而使黏膜内 pH 下降，造成黏膜细胞损伤。胃黏膜内 H^+ 增多是应激性溃疡发生的必要条件。

（3）糖皮质激素和前列腺素的作用。应激时糖皮质激素分泌增多，使蛋白质的分解大于合成，胃上皮细胞更新减慢，再生能力降低；胃黏膜合成前列腺素减少，使其对胃黏膜的保护作用减弱。此外，酸中毒和胆汁逆流均可损害胃黏膜，促进应激性溃疡的发生。

4.（1）任何刺激只要达到一定的强度，除引起刺激因素的直接效应外，还出现以蓝斑－交感－肾上腺髓质系统和下丘脑－垂体－肾上腺皮质系统兴奋为主的神经内分泌反应。这种反应所引起的一组变化为全身性反应，不管刺激因素的性质如何，这一组变化都大致相似；应激反应是一个相当泛化的反应，从神经内分泌、细胞体液、机能代谢，直至基因水平都有广泛的激活，其整个反应既广泛且无显著的针对性，故应激是一种非特异性全身反应。

（2）应激反应是机体整个适应、保护机制的一个重要组成部分，可提高机体的准备状态，有利于机体战斗或逃避，可提高机体对外环境的适应能力和维持内环境的相对稳定。生理情况下，应激反应持续时间短，因而对机体不致产生不利影响，但在病理情况下，如应激原过强、应激反应强且持续时间长，则可导致机体发生疾病，甚至死亡。

5. "分子伴娘"的概念及其功能参考前述重点难点分析部分。

（肖珊珊）

第十二章 休 克

目的要求

1. 掌握休克的概念，休克的分期及各期微循环变化的特点。
2. 熟悉休克各期微循环变化的发病机制。
3. 了解休克的原因及分类，休克时机体的代谢、功能及结构变化。

重点难点分析

休克是指机体受到各种强烈损伤因子作用后出现的以组织微循环灌流量急剧减少为主要特征的急性血液循环障碍，由此导致细胞和各重要器官功能代谢发生严重障碍及结构损害的一个全身性病理过程。

良好的心脏功能、正常的血管容积和充足的循环血量是保障微循环灌注的三个基本条件，以上三个环节任何一个遭到破坏即可引发休克，如心脏泵血功能障碍、血管床容积增大、有效循环血量减少，故称为休克的始动环节。

失血性休克的发展过程可分为休克早期、休克期和休克晚期。休克早期微循环缺血改变实际上是机体代偿反应的结果，表现为皮肤及腹腔内脏血管收缩，以维持动脉血压及保证心、脑等重要器官的血液供应，然而，外周皮肤和腹腔内脏的长时间缺血导致了大量酸性代谢产物的堆积。在酸性环境中，毛细血管动脉端开放，而静脉端仍收缩，于是大量血液涌入微循环，微循环呈现淤血状态，此时心、脑等重要器官血液供应减少，出现相应的临床表现。最后，在淤血的基础上，毛细血管内出现微血栓，进而微循环出现不灌不流，血流停滞现象即微循环衰竭期，此期弥漫性血管内凝血（DIC）形成，生命重要器官功能、代谢障碍，甚至发生多系统器官功能衰竭，是休克难治的主要原因。

休克时机体的代谢、功能及结构变化一般都是由于组织微循环灌流不足，使组织缺血、缺氧、ATP减少所致。

名词解释

1. 休克：指机体受到各种强烈损伤因子作用后出现的以组织微循环灌流量急剧减少为主要特征的急性血液循环障碍，由此导致细胞和各重要器官功能代谢发生严重障碍及结构损害的一个全身性病理过程。

2. 低血容量性休克：指失血、失液、烧伤及创伤等引起的休克，其共同环节都有血容量明显降低，可统称为低血容量性休克。

3. 血管源性休克：指不同病因通过内源性或外源性血管活性物质的作用，使小血管舒张，血管床容积扩大导致血液分布异常，大量血液淤滞在舒张的小血管内，使有效循环血量减少引起的休克。

习题

一、单项选择题

1. 休克是（　　）。

A. 是剧烈的震荡或打击

B. 是以血压下降为主要特征的病理过程

C. 是心输出量降低引起的循环衰竭

D. 是以急性微循环障碍为主要特征的病理过程

E. 是机体应激反应引起的病理过程

2. 微循环的营养通路是（　　）。

A. 微动脉→后微动脉→直通毛细血管

B. 微动脉→后微动脉→真毛细血管网→微静脉

C. 微动脉→动静脉吻合支→微静脉

D. 微动脉→真毛细血管网→后微动脉→微静脉

E. 微动脉→真毛细血管→微静脉→后微静脉

3. 关于休克早期微循环的变化，下列哪项是错误的？（　　）

A. 微动脉收缩

B. 后微动脉收缩

C. 毛细血管前括约肌收缩

D. 动静脉吻合支收缩

E. 微静脉收缩

4. 休克早期组织微循环灌流的特点是（　　）。

A. 多灌少流，灌多于流

B. 少灌少流，灌少于流

C. 少灌多流，灌少于流

D. 少灌少流，灌多于流

E. 多灌多流，灌少于流

5. 休克早期"自身输血"主要指（　　）。

A. 动-静脉吻合支开放，回心血量增加

B. 醛固酮增加，造成钠水重吸收增加

C. 抗利尿激素增加，水重吸收增加

D. 容量血管收缩，回心血量增加

E. 缺血缺氧红细胞数量增多

6. 休克早期的心、脑灌流情况是（　　）。

A. 心脑灌流量明显增加

B. 心脑灌流量明显减少

C. 心灌流增加，脑灌流无明显变化

D. 脑灌流增加，心灌流无明显变化

E. 心脑灌流量先减少后增加

7. 休克早期，下列临床表现哪项是错误的？（　　）

A. 表情淡漠甚至昏迷

B. 呼吸急促、脉搏细速

C. 血压可维持正常

D. 面色苍白

E. 尿少或无

8. 长期大量使用升压药治疗休克可加重休克的原因是（　　）。

A. 机体对升压药物耐受性增强

B. 血管平滑肌对升压药物失去反应

C. 机体交感神经系统已处于衰竭

D. 升压药使微循环障碍加重

E. 机体丧失对应激反应的能力

9. 休克期微循环灌流的特点是（　　）。

A. 少灌少流，灌少于流

B. 少灌多流，灌少于流

C. 多灌少流，灌少于流

D. 多灌多流，灌多于流

E. 多灌多流，灌少于流

10. 下列哪型休克易发生DIC？（　　）

A. 感染性休克

B. 心源性休克

C. 过敏性休克

D. 失血性休克

E. 神经源性休克

11. 失血性休克最易受损的器官是（　　）。

A. 心

B. 脑

C. 肾

D. 肺

E. 肝

12. 休克早期发生的急性肾功能衰竭属（　　）。

A. 肾前性肾功能衰竭

B. 肾后性肾功能衰竭

C. 肾性肾功能衰竭

D. 肾前性和肾性肾功能衰竭

E. 器质性肾功能衰竭

13. 下列哪项体液因子不具有收缩血管的作用？（　　）

A. 儿茶酚胺

B. 5–羟色胺

C. 内皮素

D. 心房利钠肽

E. 血管紧张素Ⅱ

14. 与休克期血管扩张有关的是（　　）。

A. 酸中毒

B. 5–羟色胺

C. 内皮素

D. 腺苷

E. 激肽

15. 休克晚期微循环的主要变化是（　　）。

A. 血管通透性增加，血浆外渗

B. 动–静脉吻合支开放

C. 微循环内微血栓形成

D. 直捷通路关闭

E. 微循环血管扩张淤血

二、多项选择题

1. 低血容量性休克的典型表现是（　　）。

A. 动脉血压降低

B. 中心静脉压降低

C. 心输出量降低

D. 总外周阻力升高

E. 中心静脉压升高

2. 引起失血失液性休克的原因有（　　）。

A. 宫外孕破裂

B. 严重骨折

C. 中毒性痢疾

D. 急性心肌炎

E. 严重腹泻、呕吐

3. 休克按血液动力学的特点可分为（　　）。

A. 低排高阻性休克

B. 中排高阻性休克

C. 中排低阻性休克

D. 高排低阻性休克

E. 高排高阻性休克

4. 外周血管容量扩大是下列哪些休克的始动环节？（　　）

A. 心源性休克

B. 失血性休克

C. 失液性休克

D. 过敏性休克

E. 神经源性休克

5. 下列哪些不属于休克早期微循环特点？（　　）

A. 微动脉痉挛

B. 小静脉扩张

C. 真毛细血管关闭

D. 毛细血管前阻力降低

E. 动静脉吻合开放

6. 具有缩血管作用的物质有（　　）。

A. 儿茶酚胺

B. 组胺

C. 激肽

D. 血栓素（TXA2）

E. H^+

7. 下列哪些不是休克早期的临床表现？（　　）

A. 血压可维持正常

B. 脉压差增大

C. 面色苍白

D. 尿量减少

E. 嗜睡昏迷

8. 休克的始动环节主要是（　　）。

A. 血液浓缩

B. 血容量减少

C. 心输出量急剧减少

D. 外周血管容量扩大

E. 血流速度减慢

9. 休克早期微循环变化的特点是（　　）。

A. 微动脉痉挛

B. 后微动脉痉挛

C. 毛细血管括约肌痉挛

D. 微静脉痉挛

E. 小静脉痉挛

10. 休克期微循环的变化可见（　　）。

A. 微动脉舒张

B. 后微动脉舒张

C. 毛细血管前括约肌舒张

D. 微静脉舒张

E. 毛细血管后阻力下降

11. 休克肺的形态改变有（　　）。

A. 肺水肿及肺泡水肿

B. 肺淤血、出血

C. 局部肺不张

D. 微血栓

E. 肺泡内透明膜形成

12. 休克期能造成血管扩张的物质有（　　）。

A. 腺苷

B. 组胺

C. 激肽

D. 酸性代谢产物

E. 儿茶酚胺

三、填空题

1. 根据病因学可将休克分为_____、_____、_____、_____、_____、_____、_____七类。

2. 休克的始动环节有_____、_____、_____。_____是多数休克的共同发病基础。

3. 失血性休克微循环变化的发展过程可分为_____、_____、_____三期。

四、问答题

1. 引起休克的原因有哪些？

2. 简述休克早期微循环变化的特点、代偿意义及临床表现。

3. 简述休克期微循环变化的特点。

参考答案

一、单项选择题

1. D　　2. B　　3. D　　4. B
5. D　　6. C　　7. A　　8. D
9. C　　10. A　　11. C　　12. A
13. D　　14. C　　15. C

二、多项选择题

1. ABCD　　2. AE　　3. AD
4. DE　　5. BD　　6. AD
7. BE　　8. BCD　　9. ABCDE
10. ABC　　11. ABCDE　　12. ABCD

三、填空题

1. 失血性休克　烧伤性休克　创伤性休克　感染性休克　心源性休克　过敏性休克　神经源性休克

2. 血容量减少　心输出量急剧减少　外周血管容量的扩大　有效循环血量减小所致的微循环障碍

3. 休克早期　休克期　休克晚期

四、问答题

1. 引起休克的原因有失血与失液、烧伤、创伤、感染、过敏、急性心力衰竭、强烈的神经刺激。

2. 休克早期微循环变化的特点是：由于受到休克原始病因的作用，交感－肾上腺髓质系统兴奋，使儿茶酚胺大量释放，同时具缩血管作用的体液因子的大量释放（如血栓素、血管紧张素Ⅱ、加压素等），使皮肤与内脏的微动脉、后微动脉、毛细血管前括约肌和微静脉、小静脉都发生持续性痉挛，其中后微动脉和毛细血管前括约肌收缩更显著。大量真毛细血管网关闭，血液经动、静脉吻合支直接回流小静脉，微循环灌流量急剧减少，出现少灌少流、灌少于流或无灌的现象，局部组织缺血、缺氧。

其代偿意义是：通过血管收缩引起的"自身输血"、"自身输液"作用，维持动脉血压；保证重要脏器（如心、脑）的血液供应。

其临床表现为：神志清，但有烦躁不安；面色及皮肤苍白、口唇、甲床略带紫绀；四肢厥冷、出冷汗；心率加快，脉搏细数、尿量少、血压可骤降、正常或略降，但脉压明显减小（<20 mmHg）。

3. 休克期微循环变化的特点是：微动脉、后微动脉及毛细血管前括约肌由收缩转为舒张，而此时微静脉仍处于收缩状态，致使毛细血管后阻力增加，微循环内出现灌流多、流出少，大量血液淤积在微循环中，回心血量急剧减少，有效循环血量无法维持，动脉血压显著下降。

（何彦丽）

第十三章 弥散性血管内凝血（DIC）

目的要求

1. 掌握 DIC 的概念、原因、发病机制及分期。
2. 熟悉 DIC 时机体的功能代谢变化和临床表现。
3. 了解 DIC 的分型及影响 DIC 发生发展的因素。

重点难点分析

DIC 的发病原因及其发病机制是本章的重点内容。在学习时应注意逻辑思维的培养，如从可引起血液凝固物质的来源寻找原因，从血液凝固机制探讨内、外源性凝血系统激活及血小板的激活（黏附或聚集）的发病机制。具体地说，促凝物质来自血管壁即源于血管内皮细胞受损，其病因见于各种病原体的感染、炎症或免疫性损伤、高低温、缺氧、酸中毒、缺血及缺血-再灌注损伤等。血管内皮细胞受损后引起 DIC 的发病机制则与胶原暴露激活凝血因子Ⅻ、血小板黏附及与内皮细胞受损后释放凝血因子Ⅲ启动外源性凝血系统，也与内皮受损后产生 PGI2 减少，促进血小板聚集等有关。也就是说，血管内皮受损后内源性、外源性凝血系统被激活，血小板黏附、聚集，机体原本具备的凝血机制全面启动。

DIC 是临床危重病症，临床主要表现为出血、休克、多系统器官功能障碍和溶血性贫血。DIC 引起出血的机制是本章的另一个重点。其中纤溶产物（FDP）的抗凝机制是本章学习的难点之一。要掌握 FDP 的抗凝机制，首先应了解哪些凝血机制与纤维蛋白原或纤维蛋白有关。如血小板聚集必须经纤维蛋白原桥连，显然纤维蛋白原的片段 FDP 就可抑制血小板聚集；凝血酶靠水解纤维蛋白原，最终形成可溶性纤维蛋白单体，故纤维蛋白原的片段可抑制凝血酶的作用；可溶性纤维蛋白单体必须在Ⅻa 催化下交联才能产生不可溶性的纤维蛋白，故纤维蛋白单体片段也可竞争性抑制可溶性纤维蛋白单体的交联。

名词解释

1. 弥散性血管内凝血（DIC）：是临床常见的病理过程，其基本特征是在某些致病因子的作用下，机体凝血因子和血小板被激活，大量促凝物质入血，使凝血酶生成增加，从而在微循环中形成广泛的微血栓。在这个过程中凝血因子和血小板大量消耗，同时继发纤维蛋白溶解活性增强，导致患者凝血功能发生障碍而形成出血倾向。

2. 血液高凝状态：指在某些生理或病理条件下，血液凝固性增高，有利于血栓形成的一种状态。

3. 微血管病性溶血性贫血：是在 DIC 时出现的一种特殊类型的贫血，其特征是外周血涂片可见一些特殊的形态各异的红细胞，这些细胞脆性极高，极易破裂溶解，这种主要由微血管病引起的溶血称为微血管病性溶血性贫血。

4. 裂体细胞：DIC 患者的血涂片可查见一些特殊的形态各异的红细胞，外观呈新月形、盔形、星形等，这些细胞脆性极高，极易破裂溶解，称为裂体细胞。

5. 纤维蛋白（原）降解产物

(FDP)：指 DIC 继发性纤溶亢进期时，纤溶系统被激活，纤溶酶产生后，可以水解纤维蛋白原和纤维蛋白而产生的各种片段。

6. "3P"实验：即鱼精蛋白副凝试验，主要检查 X 片段的存在，DIC 患者呈阳性反应。

7. D-二聚体检查：D-二聚体是纤溶酶分解纤维蛋白的产物，可反映继发性纤溶酶的活性，目前认为是 DIC 诊断的重要指标。

8. 华-佛综合征：指 DIC 时肾上腺皮质出血性坏死。

9. 席-汉综合征：指 DIC 时累及垂体发生坏死。

习题

一、单项选择题

1. DIC 是一种（　　）。
   A. 独立疾病
   B. 体征
   C. 综合征
   D. 症状
   E. 病理过程

2. 下列哪种疾病最易引起 DIC？（　　）
   A. 产科意外
   B. 烧伤
   C. 肿瘤性疾病
   D. 严重组织损伤
   E. 感染性疾病

3. DIC 的基本特征是（　　）。
   A. 纤溶系统功能亢进
   B. 凝血功能异常
   C. 凝血酶原的激活
   D. 凝血因子和血小板大量消耗
   E. 纤维蛋白原的激活

4. 严重组织损伤引发 DIC 的关键环节是（　　）。
   A. 血小板受损
   B. 溶酶体内酶的释放
   C. 血管内皮受损
   D. 组织因子释放
   E. 以上都不是

5. 血管内皮大量受损引发 DIC 的主要原因是（　　）。
   A. 激活了外源性凝血系统
   B. 激活了内源性凝血系统
   C. 激活了纤溶系统
   D. 激活了单核吞噬细胞系统
   E. 以上都不是

6. 出血性胰腺炎诱发 DIC 的主要原因是（　　）。
   A. 红细胞大量破坏
   B. 白细胞吞噬功能广泛受损
   C. 微循环内皮细胞广泛损伤
   D. 大量组织因子释放入血
   E. 大量胰蛋白酶释放入血

7. 能反映微血管病性溶血性贫血最常用的实验室检查是（　　）。
   A. 裂体细胞计数
   B. 红细胞计数
   C. 网织红细胞计数
   D. 血小板计数
   E. 血红蛋白定量

8. 孕妇发生产科意外诱发 DIC 的原因主要是（　　）。
   A. 血液呈高凝状态
   B. 血液呈低凝状态
   C. 微循环障碍
   D. 肝功能降低
   E. 单核吞噬细胞系统功能低下

9. 临床上急性 DIC 常见于（　　）。
   A. 严重感染
   B. 羊水栓塞
   C. 胎盘早期剥离

D. 恶性肿瘤转移

E. 宫内死胎

10. 关于慢性 DIC 的临床特点，下列哪项是错误的？（　　）

　　A. 病程较长

　　B. 临床表现以休克和出血为主

　　C. 易与原发病相混淆

　　D. 发病缓慢

　　E. 可转化为急性型

11. 下列不属于 DIC 主要临床表现的是（　　）。

　　A. 出血

　　B. 休克

　　C. 低血钾

　　D. 溶血性贫血

　　E. 器官功能衰竭

12. 下列各项因素中与 DIC 患者出血关系最为密切的是（　　）。

　　A. 肝脏合成凝血因子减少

　　B. 血管通透性增高

　　C. 纤维蛋白原被激活

　　D. 抗凝血物质增加

　　E. 凝血因子大量消耗、纤溶系统亢进

13. 鱼精蛋白副凝试验（"3P"试验）主要检测患者血中（　　）。

　　A. 纤维蛋白原含量

　　B. 凝血酶活性

　　C. 纤维蛋白原降解产物

　　D. 组织因子

　　E. 凝血酶含量

14. DIC 所引起的贫血属于（　　）。

　　A. 缺铁性贫血

　　B. 失血性贫血

　　C. 再生障碍性贫血

　　D. 溶血性贫血

　　E. 中毒性贫血

15. DIC 时脏器功能障碍的主因是（　　）。

　　A. 微血栓形成

　　B. 出血

　　C. 微血管壁损伤

　　D. 酸中毒

　　E. 以上都不是

16. DIC 患者发生贫血的主要原因是（　　）。

　　A. 肾功能衰竭，促红细胞生成素减少

　　B. 骨髓造血功能障碍

　　C. 肝功能低下

　　D. 微血管病性溶血

　　E. 出血

17. DIC 患者最易受损的脏器是（　　）。

　　A. 脑

　　B. 心

　　C. 肾

　　D. 肝

　　E. 肺

18. DIC 时凝血功能障碍表现为（　　）。

　　A. 血液的凝固性先降低后增高

　　B. 血液的凝固性降低

　　C. 血液的凝固性增高

　　D. 血液的凝固性先增高后降低

　　E. 以上都不是

19. "3P" 试验主要是检查下列哪种物质？（　　）

　　A. FDP 的 Y 片段

　　B. 裂体细胞

　　C. FDP 的 X 片段

　　D. D-二聚体

　　E. FDP 的 E 片段

20. DIC 引发的微血管病性溶血性贫血的发生机制是（　　）。

A. 骨髓造血受到抑制
B. 毒性物质直接破坏红细胞
C. 红细胞机械性损伤
D. 促红细胞生成素减少
E. 血管壁受损

二、多项选择题

1. 临床上较为常见的引起 DIC 的原发病有（　　　　）。
   A. 产科意外
   B. 严重创伤
   C. 大手术
   D. 感染性疾病
   E. 恶性肿瘤

2. 组织因子启动外源性凝血系统需要首先与下列哪些物质结合形成复合物？（　　　　）
   A. 凝血因子Ⅹ
   B. 凝血因子Ⅶ
   C. 凝血因子Ⅻ
   D. Ca^{2+}
   E. 凝血因子Ⅺ

3. 影响 DIC 发生发展的因素包括（　　　　）。
   A. 单核吞噬细胞系统功能增强
   B. 血液的高凝状态
   C. 单核吞噬细胞系统功能受损
   D. 微循环
   E. 肝功能严重障碍

4. 临床上慢性 DIC 多见于（　　　　）。
   A. 肿瘤性疾病
   B. 胶原病
   C. 移植排斥
   D. 慢性溶血性贫血
   E. 宫内死胎

5. DIC 引发出血的机制包括（　　　　）。
   A. 大量凝血物质消耗

B. 继发性纤溶激活
C. FDP 形成
D. 红细胞大量破坏
E. 微血管壁损伤

6. 单核吞噬细胞系统功能受损易引发 DIC 是由于（　　　　）。
   A. 清除促凝血物质功能减弱
   B. 清除纤维蛋白功能减弱
   C. 清除纤溶酶及 FDP 功能减弱
   D. 清除内毒素功能减弱
   E. 清除血小板功能减弱

7. DIC 时微循环中微血栓形成，阻塞血管腔可以导致（　　　　）。
   A. 呼吸功能不全
   B. 肾功能衰竭
   C. 席－汉综合征
   D. 华－佛综合征
   E. 肝功能不全

三、填空题

1. DIC 根据其发展过程和病理生理特点，一般可将典型的 DIC 分为_____、_____、_____三期。

2. 弥散性血管内凝血时机体的主要临床表现有_____、_____、_____、_____。

3. 严重创伤引发 DIC 的主要机制是组织因子大量入血，与血液中_____、_____形成复合物，进而活化_____，启动凝血反应。

4. 红细胞大量破坏，可释放出_____和_____，进而引发 DIC。

5. 影响 DIC 发生发展的因素包括_____、_____、_____、_____。

6. 根据 DIC 发生的速度可将其分为_____、_____、_____三种。

四、问答题

1. 简述 DIC 发生的常见病因。
2. 简述 DIC 的发生机制。
3. DIC 的基本特征是什么？
4. DIC 的临床主要表现有哪些？其中，初期最常见的临床表现是什么？简述其特点。

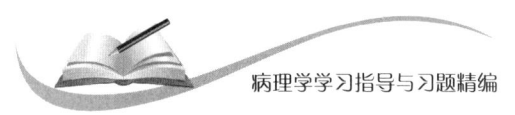

参考答案

一、单项选择题

1. E 2. E 3. B 4. D
5. B 6. E 7. A 8. A
9. A 10. B 11. C 12. E
13. C 14. D 15. A 16. D
17. C 18. D 19. C 20. C

二、多项选择题

1. ABCDE 2. BD 3. BCDE
4. ABD 5. ABCE 6. ABCD
7. ABCDE

三、填空题

1. 高凝期 消耗性低凝期 继发性纤溶亢进期
2. 出血 休克 多系统器官功能衰竭 溶血性贫血
3. Ⅶ因子 Ca^{2+} Ⅹ因子
4. ADP 红细胞素
5. 单核吞噬细胞系统功能受损 肝功能严重障碍 血液的高凝状态 微循环障碍
6. 急性 亚急性 慢性

四、问答题

1. DIC 发生的常见病因参考教材第 170 页表 13-1。

2. DIC 的发生机制为：①组织严重损伤：组织因子（TF）释放，外源性凝血系统被激活；②血管内皮细胞损伤：启动内源性凝血系统；③血细胞大量破坏及血小板被激活；④其他促凝物质的作用。

3. DIC 的基本特征是：在某些致病因子的作用下，机体凝血因子和血小板被激活，大量促凝物质入血，使凝血酶生成增加，从而在微循环中形成广泛的微血栓。在这个过程中凝血因子和血小板大量消耗，同时继发纤维蛋白溶解活性增强，导致患者凝血功能发生障碍而形成出血倾向。

4. DIC 的临床表现为：出血、休克、多系统器官功能衰竭和溶血性贫血。其中，出血是 DIC 患者最常见的临床表现，也是 DIC 诊断的一项重要依据。其特点包括：①发生率高，约 80% 的 DIC 患者是以程度不同的出血为最初症状。②出血原因不能用原发病解释。③出血形式多种多样，即全身各部位都可有出血倾向，尤其以皮肤、胃肠道、口腔黏膜、泌尿生殖道、创口及注射针眼处最为常见。出血严重程度轻重不等，严重者可多处大量出血不止，危及生命；轻者可能仅表现为局部伤口或注射针头部位渗血。④普通止血药物治疗效果不佳。

(全贺)

第十四章 缺血-再灌注损伤

目的要求

1. 掌握缺血-再灌注损伤的概念及发病机制。
2. 掌握自由基、钙超载的概念。
3. 熟悉缺血-再灌注损伤时心、脑等重要脏器的功能代谢变化。
4. 了解缺血-再灌注损伤的原因及影响因素。

重点难点分析

缺血-再灌注损伤的发生机制是本章的重点。缺血-再灌注损伤是指在缺血基础上恢复血流后组织损伤反而加重,甚至发生不可逆性损伤的现象。目前认为自由基的作用、细胞内钙超载和白细胞激活是缺血-再灌注损伤的重要发病环节。

自由基是指外层电子轨道上具有单个不成对电子的原子、原子团和分子的总称,包括氧自由基、脂性自由基等多种类型。缺血-再灌注时可引起黄嘌呤氧化酶增多,中性粒细胞激活,线粒体功能受损,儿茶酚胺增加和氧化,从而导致氧自由基的增多,而增多的自由基可引起生物膜脂质过氧化、细胞内蛋白和染色体损伤、花生四烯酸代谢增加,从而加重细胞的损伤。两者相互影响,共同促进缺血-再灌注损伤的发生、发展。自由基的作用是缺血-再灌注损伤发病机制中极为重要的环节。

各种原因引起的细胞内 Ca^{2+} 浓度异常升高,导致细胞结构损伤和功能代谢障碍的现象称为钙超载。缺血-再灌注时,由于生物膜的损伤及 Na^+-Ca^{2+} 交换蛋白激活增加并以反向转运方式将细胞内 Na^+ 排出,细胞外 Ca^{2+} 转运入细胞内,从而导致细胞内钙超载的发生。而细胞内 Ca^{2+} 增多,可引起线粒体功能障碍,细胞(器)膜的破坏,促进氧自由基生成,加重酸中毒,激活蛋白酶等酶活性,促进细胞膜分解及染色体损伤。因此,细胞内钙超载成为缺血-再灌注损伤中另一个极为重要的发病环节。

缺血-再灌注时,白细胞明显增多,聚集介导组织微血管的损伤和细胞损伤,在缺血-再灌注损伤中发挥重要作用。

研究发现,机体内许多器官,如心、脑、肾、肝、肺、胃肠、肢体和皮肤都可能发生缺血-再灌注损伤,其中心肌的缺血-再灌注损伤最为常见。缺血心肌再灌注过程中出现的心率失常称为再灌注性心律失常。其发生率高,以室性心律失常多见。

名词解释

1. 缺血-再灌注损伤:指在缺血基础上恢复血流后组织损伤反而加重,甚至发生不可逆性损伤的现象。

2. 自由基:指外层电子轨道上具有单个不成对电子的原子、原子团和分子的总称。

3. 氧自由基:由氧诱发产生的自由基,属于非脂性自由基。

4. 脂性自由基:是氧自由基与多价不饱和脂肪酸作用后生成的中间代谢产物,如烷自由基(L·)、烷氧自由基(LO·)、烷过氧自由基(LOO·)等。

5. 钙超载:各种原因引起的细胞内

Ca^{2+}浓度异常升高，导致细胞结构损伤和功能代谢障碍的现象称为钙超载。

6. 心肌顿抑：缺血心肌在恢复血液灌注后一段时间内出现可逆性收缩功能降低的现象。

7. 再灌注性心律失常：缺血心肌再灌注过程中出现的心律失常。

8. 呼吸爆发：在缺血-再灌注区域中，激活的中性粒细胞的耗氧量显著增加，并产生大量的氧自由基，称为呼吸爆发。

9. 无复流现象：在结扎动脉造成局部缺血后，再打开结扎的动脉，使血流重新开放，缺血区并不能得到充分的血流灌注，称为无复流现象。

习题

一、单项选择题

1. 缺血-再灌注损伤是指（　　）。
   A. 组织器官血液灌流量减少所引起的缺血性损伤
   B. 组织器官灌注后引起的损伤
   C. 组织器官缺血后恢复血流，损伤反而加重的现象
   D. 组织器官缺血后恢复血流一定会引起的后果
   E. 上述说法均不正确

2. 下列哪种情况会发生缺血-再灌注损伤？（　　）
   A. 器官移植
   B. 心脏骤停后心肺复苏
   C. 体外循环下心脏手术
   D. 断肢再植
   E. 上述说法均正确

3. 下列哪项可能加重缺血-再灌注损伤的发生？（　　）
   A. 缺血后侧支循环较易建立
   B. 对需氧要求较低的组织器官

   C. 再灌注时采用低流、低温及低压的灌注液
   D. 缺血时间过长
   E. 细胞内钙离子浓度增加

4. pH反常是指（　　）。
   A. 缺血细胞乳酸生成增多造成pH降低
   B. 缺血组织酸性产物清除减少，pH降低
   C. 再灌注时迅速纠正缺血组织的酸中毒反而会加重细胞损伤
   D. 因使用碱性药过量使缺血组织出酸中毒转变为碱中毒
   E. 酸中毒和碱中毒交替出现

5. 关于自由基的说法，下列哪项是错误的？（　　）
   A. 具有单个不成对电子的原子、原子团和分子的总称
   B. 其还原作用较强
   C. 包括氧自由基、脂性自由基等多种类型
   D. 化学性质活泼
   E. 可通过高能辐射和光分解作用产生

6. 下述哪种物质不属于自由基（　　）。
   A. 超氧阴离子
   B. H_2O_2
   C. OH·
   D. LOO·
   E. Cl·

7. 再灌注时氧自由基的产生与下列哪项因素有关？（　　）
   A. 黄嘌呤氧化酶增多
   B. 线粒体功能受损
   C. 中性粒细胞激活
   D. 儿茶酚胺增加和氧化
   E. 与以上因素均有关

8. 黄嘌呤氧化酶存在于（　　）。
   A. 毛细血管内皮细胞内
   B. 结缔组织细胞内
   C. 巨噬细胞内
   D. 白细胞内
   E. 肌细胞内

9. 缺血后再灌注时细胞内钙超载的主要机制是（　　）。
   A. Na^+-Ca^{2+}交换蛋白反向转运
   B. 微血管损伤
   C. 溶酶体酶的释放
   D. 中性粒细胞激活
   E. 儿茶酚胺增加

10. 钙超载引起再灌注损伤的机制中下列哪项是错误的？（　　）
    A. 线粒体功能障碍
    B. 破坏细胞膜
    C. 促进氧自由基生成
    D. 激活蛋白酶
    E. 加重碱中毒

11. 下列哪项不是缺血-再灌注损伤引起白细胞增多的机制？（　　）
    A. 黏附分子的作用
    B. 趋化因子的作用
    C. 花生四烯酸代谢产物的作用
    D. 组胺的作用
    E. 血小板活化因子的作用

12. 下列哪项不是白细胞介导缺血-再灌注损伤的机制？（　　）
    A. 自由基的产生
    B. 微血管通透性增高
    C. 无复流现象的产生
    D. 大量致炎物质的释放
    E. 细胞内钾过荷

13. 缺血-再灌注损伤最常发生于下列哪个组织器官？（　　）
    A. 心脏
    B. 肺
    C. 脑
    D. 肠
    E. 肾脏

14. 关于心肌缺血-再灌注损伤，下列哪项说法不正确？（　　）
    A. 心肌舒缩功能降低
    B. 心肌内ATP下降
    C. 心律失常
    D. 可出现心源性休克
    E. 再灌注性心律失常中以房性心律失常多见

15. 关于脑缺血-再灌注损伤代谢指标的变化，下列哪项不正确？（　　）。
    A. ATP减少
    B. 葡萄糖减少
    C. CP减少
    D. 乳酸减少
    E. cAMP增多

16. 呼吸爆发是指（　　）。
    A. 缺血-再灌注性肺损伤
    B. 肺通气量代偿性增强
    C. 中性粒细胞氧自由基生成大量增加
    D. 线粒体呼吸链功能增加
    E. 呼吸中枢兴奋性增高

17. 最常见的再灌注性心律失常是（　　）。
    A. 室性心律失常
    B. 窦性心律失常
    C. 心房颤动
    D. 房室传导阻滞
    E. 室性期前收缩

18. 以下哪项不是缺血-再灌注损伤的影因素？（　　）。
    A. 缺血时间过长
    B. 有双重血供
    C. 需氧程度高
    D. 低温、低压等

E. 组织缺血后恢复血流供应

二、多项选择题

1. 缺血－再灌注损伤常见的影响因素有哪些？（　　）
   A. 缺血时间的长短
   B. 侧支循环的有无
   C. 组织器官对氧需求的高低
   D. 灌注液的压力
   E. 灌注液的pH值

2. 缺血－再灌注损伤的发生机制有（　　）。
   A. 氧自由基的产生
   B. 细胞内钙超载
   C. 白细胞激活
   D. 低温、低压灌注
   E. 缺血时间过长

3. 自由基导致缺血－再灌注损伤的机制有哪些？（　　）
   A. 损伤细胞内蛋白
   B. 引起生物膜脂质过氧化
   C. 花生四烯酸代谢增加
   D. 引起染色体畸变
   E. 以上说法均不正确

4. 自由基能与下列哪些细胞成分发生反应？（　　）
   A. 糖类
   B. 电解质
   C. 膜磷脂
   D. 蛋白质
   E. 核酸

5. 下列属于自由基的有（　　）。
   A. H_2O_2
   B. 超氧阴离子
   C. OH·
   D. LOO·
   E. L·

6. 缺血－再灌注损伤时，细胞内钙离子增多的主要原因是（　　）。
   A. 细胞内钠离子平衡障碍
   B. 自由基引起的细胞膜损伤
   C. 肌浆网膜和线粒体膜的损伤
   D. 细胞内能量缺乏
   E. 内源性儿茶酚胺的增加

7. 下列哪些与细胞内钙超载发生有关？（　　）
   A. 细胞膜外板与糖被膜分离
   B. 钙泵功能障碍
   C. Na^+-Ca^{2+}交换加强
   D. 线粒体功能障碍
   E. 儿茶酚胺减少

8. 缺血－再灌注损伤时，白细胞的作用有（　　）。
   A. 增加血管通透性
   B. 导致微血管管腔狭窄
   C. 释放氧自由基
   D. 释放溶酶体酶破坏组织
   E. 导致内源性儿茶酚胺的增加

9. 缺血－再灌注损伤可发生于（　　）。
   A. 心脏
   B. 肝脏
   C. 肾脏
   D. 肺
   E. 脑

10. 心脏缺血再灌损伤时会出现（　　）。
    A. 心律失常
    B. 心室顺应性下降
    C. 心输出量降低
    D. 心肌ATP减少
    E. 心肌纤维断裂

11. 脑缺血－再灌注损伤的组织中会出现的氨基酸变化是（　　）。
    A. 谷氨酸减少
    B. γ－氨基丁酸减少
    C. 天门冬氨酸减少

D. 谷氨酰胺减少
E. 甘氨酸减少

三、填空题

1. 缺血－再灌注损伤的影响因素有_____、_____、_____、_____。

2. 目前认为缺血－再灌注损伤的重要发病环节是_____、_____、_____。

3. 缺血－再灌注时钙超载的发生机制为_____、_____。

4. 白细胞介导缺血－再灌注损伤的作用机制有_____、_____。

四、问答题

1. 简述缺血－再灌注时，氧自由基增多的机制。

2. 试述自由基在缺血－再灌注损伤中的作用机制。

3. 试述缺血－再灌注时钙超载的发生机制。

4. 缺血－再灌注时细胞内钙超负荷对机体有哪些不利？

5. 白细胞在缺血－再灌注损伤中起什么作用？

参考答案

一、单项选择题

1. C 2. E 3. E 4. C 5. B
6. B 7. E 8. A 9. A 10. E
11. D 12. E 13. A 14. E
15. D 16. C 17. A 18. E

二、多项选择题

1. ABCDE 2. ABC 3. ABCD
4. CDE 5. BCDE 6. ABCDE
7. ABCD 8. ABCDE 9. ABCDE
10. ABCDE 11. AC

三、填空题

1. 缺血时间　侧支循环　需氧程度　理化条件

2. 自由基的作用　细胞内钙超载　白细胞的激活

3. Na^+-Ca^{2+}交换加强　生物膜损伤

4. 微血管损伤　细胞损伤

四、问答题

1. 缺血－再灌注时，氧自由基增多的机制是：①黄嘌呤氧化酶形成增多；②中性粒细胞呼吸爆发；③线粒体功能障碍；④儿茶酚胺增加和氧化。

2. 自由基在缺血－再灌注损伤中的作用机制：①自由基可造成生物膜脂质过氧化，破坏膜的正常结构，间接抑制膜蛋白功能。②导致细胞内蛋白和染色体的损伤，自由基可使氨基酸残基氧化，多肽链断裂，蛋白质交联，抑制多种蛋白酶功能，并能导致DNA链断裂，降低DNA聚合酶和修复酶的活性，引起染色体畸变。③花生四烯酸代谢增加；生物活性物质如前列腺素、血栓素和白三烯产生可引起中性粒细胞聚集，活化产生大量氧自由基进一步加重组织的损伤。

3. 缺血－再灌注时钙超载的发生机制：①细胞内外钠钙（Na^+-Ca^{2+}）离子交换加强。缺血－再灌注时，Na^+-Ca^{2+}交换蛋白增加并以反向转运方式将细胞内Na^+排出，细胞外Ca^{2+}转运入细胞内，从而导致细胞内钙超载的发生。②生物膜的损伤。缺血－再灌注时生成的大量自由基引起细胞膜的脂质过氧化反应，降解细胞膜的磷脂，破坏细胞膜的正常结构，并可导致肌浆网膜和线粒体膜的损伤。生物膜通透性增高，细胞外Ca^{2+}顺浓度差进入细胞内，使细胞内Ca^{2+}分布异常，导致细胞内钙超载的发生。

4. 缺血－再灌注时细胞内钙超负荷对机体不利，细胞内钙超载可造成：①线粒体功能障碍，加重细胞能量代谢障碍，

ATP 生成减少。②破坏细胞膜。细胞内 Ca^{2+} 增加可激活磷脂酶,促进膜磷脂降解,造成细胞膜和细胞器膜结构的损伤,加重细胞膜功能紊乱。③促进氧自由基生成。④加重酸中毒。⑤激活酶的活性。如激活蛋白酶,促进细胞膜和结构蛋白的分解;激活核酶,引起染色体的损伤。

5. 白细胞在缺血-再灌注损伤中可引起:

(1) 微血管损伤。激活的中性粒细胞与血管内皮细胞相互作用,导致:①微血管内血液流变学改变,引起无复流现象的发生。②微血管口径的改变,导致管腔狭窄。③白细胞激活后释放多种致炎因子导致微血管壁通透性增高。

(2) 激活的中性粒细胞与血管内皮细胞释放大量的致炎物质导致自身和周围组织细胞的损伤。

(张弦)

各 论

第十五章 心血管系统疾病

目的要求

1. 掌握动脉粥样硬化、冠状动脉硬化性心脏、病高血压病、风湿病的概念和病理变化，心力衰竭的概念和发病机制。

2. 熟悉冠状动脉粥样硬化性心脏病病变类型，风湿性心脏病病理变化，慢性心瓣膜病血流动力学及心脏的变化，心力衰竭时机体的代偿反应。

3. 了解动脉粥样硬化、高血压病、风湿病的病因和发病机制，感染性心内膜炎、心力衰竭时机体的主要的功能代谢变化。

重点难点分析

动脉粥样硬化症是一种与血脂异常及血管壁成分改变有关的常见病，由于脂质在动脉内膜中沉积，引起内膜灶性纤维性增厚及形成粥样斑块。其结果使动脉管壁增厚、变硬，管腔狭窄，甚至闭塞，从而导致缺血性病变。本病主要累及大、中动脉，尤其是心冠状动脉和脑动脉的粥样硬化导致心、脑缺血最为严重。

动脉粥样硬化基本病理变化是本章的重点之一。根据病变发展过程可将动脉粥样硬化分为三个阶段。

脂纹脂斑是动脉粥样硬化的早期病变，单核细胞和平滑肌细胞吞噬 LDL 后形成泡沫细胞，泡沫细胞群集形成脂纹脂斑。纤维斑块为病变的第二阶段，此期由于局部胶原纤维增多及玻璃样变性，形成向内膜表面隆起的纤维斑块。粥样斑块为病变的第三阶段，此期由于斑块深部组织坏死崩解，与脂质混合形成粥样物质。在纤维斑块和粥样斑块的基础上可发生一系列继发性改变，如斑块内出血、粥样溃疡、血栓形成、钙化及动脉瘤形成。

冠状动脉和脑动脉粥样硬化也是本章学习的重点。冠状动脉粥样硬化可致冠状动脉粥样硬化性心脏病，占冠状动脉性心脏病（冠心病）的 90% 以上。冠心病是一种常见的缺血性心脏病，由于动脉管腔狭窄的程度不同、管腔阻塞的速度不同和侧支循环建立的状况不同，可出现心绞痛、心肌梗死和心肌硬化。严重的心肌梗死，除了可引起急性心力衰竭、心源性休克外，还可发生附壁血栓、心外膜炎、室壁瘤及心脏破裂等合并症。脑动脉粥样硬化的发生比冠状动脉粥样硬化发生晚。由于脑动脉粥样硬化使脑组织供血不足，可引起脑萎缩和脑软化。脑动脉粥样硬化还常可形成小动脉瘤，如动脉瘤破裂则发生脑出血。

原发性高血压或称高血压病是一种原因未明、以体循环动脉血压升高为主要表现的独立性全身性疾病。高血压病的类型和病理变化为本章的重点之一。高血压病可分为缓进型高血压病和急进型高血压病两型。缓进型高血压病又称良性高血压病，可分三期：①机能紊乱期。表现为全身细、小动脉间歇性痉挛，血压波动。②动脉病变期。细、小动脉硬化，血压持久稳定升高。其中，细动脉玻璃样变是高血压病的重要形态变化，可累及全身细动脉。细动脉硬化最早可在眼底检查中被发现，表现为视网膜动脉反光增强，或动静脉交叉处静脉受压。③内脏病变期。为高血压病后期，心、肾、脑常发生器质性病变。

细、小动脉硬化是引起心、肾、脑发生器质性病变的基础。由于细、小动脉硬化，血压持续性升高，外周阻力增加，左心室发生代偿性肥大。早期为向心性肥大，晚期左心室失代偿出现肌源性扩张（离心性肥大），甚至心力衰竭，称为高血压性心脏病。此外，血压的持续性升高，可促进动脉粥样硬化的发生和发展。在高血压病中晚期，心冠状动脉往往并发动脉粥样硬化，成为促进和加重心力衰竭的原因之一。由于肾细、小动脉硬化，引起肾小球缺血而发生纤维化和玻璃样变，形成细动脉性肾硬化或原发性颗粒性固缩肾。如果肾单位丧失过多，可发生肾功能衰竭，甚至尿毒症。在脑细、小动脉痉挛和硬化的基础上，又可发生高血压脑病、脑软化和脑出血。脑出血是高血压病最严重的并发症，好发于基底节和内囊等处。急进型高血压病又称恶性高血压病，其特征性病变是增生性小动脉硬化和坏死性细动脉炎（细动脉壁的纤维素样坏死），主要累及肾、脑，尤以肾为著。

风湿病是一种变态反应性疾病，病变主要累及全身结缔组织，呈急性或慢性结缔组织炎。本病最常侵犯心脏和关节等，其中以心脏病变最为严重。风湿病的基本病理变化为本章的重点之一。风湿病的基本病理变化按病变发展过程可分为三期：①变质渗出期。此期胶原纤维的纤维素样坏死为变态反应性炎常有的病变。②增生期（肉芽肿期）。此期以形成风湿小体为风湿病的特征性病变。③纤维化期或愈合期。风湿小体发生纤维化，最后形成小瘢痕。

各器官的病理变化，以风湿性心脏病为学习重点。①风湿性心内膜炎。病变主要侵犯心瓣膜，以二尖瓣受累最常见。急性期于瓣膜闭锁缘形成赘生物，称疣状心内膜炎。病变后期，赘生物机化，瓣膜纤维化及瘢痕形成。由于风湿病常反复发作，可引起瓣膜变形，成为慢性心瓣膜病。②风湿性心肌炎。主要于心肌间质形成风湿小体。有时呈弥漫性心肌炎，多见于儿童，严重者可致心力衰竭。③风湿性心外膜炎或风湿性心包炎。为浆液或浆液纤维素性炎，可形成绒毛心或缩窄性心包炎。

慢性心瓣膜病多为风湿性心内膜炎的后果。瓣膜口狭窄或/和关闭不全，可引起一系列的血流动力学改变，甚至导致心力衰竭。学习时要重视病理临床联系，运用瓣膜狭窄或/和关闭不全所致的血流动力学改变，解释心脏形态变化和临床出现的症状及体征，为今后学习临床课打好基础。二尖瓣狭窄和关闭不全最为常见，应掌握好。

心力衰竭又称泵衰竭，是指由于心肌收缩和（或）舒张功能障碍，使心输出量绝对或相对减少，不能满足机体代谢需要的一种病理过程或临床综合征。其发病机制主要表现为心肌收缩性减弱、心室舒张功能障碍和顺应性降低和心室舒缩活动不协调。其中，心肌收缩性减弱引起心力衰竭的机制为：①收缩相关蛋白的破坏，如心肌细胞坏死和心肌细胞凋亡；②心肌能量代谢紊乱，如能量生成障碍和能量利用障碍；③心肌兴奋-收缩偶联障碍；

④肌浆网对 Ca^{2+} 的摄取、贮存、释放障碍；⑤细胞外 Ca^{2+} 内流受阻；⑥肌钙蛋白和 Ca^{2+} 结合障碍。

名词解释

1. 动脉粥样硬化：血中脂质沉积在动脉内膜，导致内膜灶性纤维性增厚及其深部成分的坏死、崩解，形成粥样物，从而使动脉壁变硬，管腔狭窄。

2. 粥样斑块（粥瘤）：纤维斑块的深层组织发生坏死、崩解，并与病灶内脂质相混合形成粥糜状物质，故称粥样斑块。

3. 高血压病：是一种原因未明的以体循环动脉血压升高为主要表现的全身性、独立性疾病，又称为原发性高血压。成人高血压被定为：收缩压≥140 mmHg（18.4 kPa）和（或）舒张压≥90 mmHg（12.0 kPa）。

4. 心肌梗死：指冠状动脉持续性供血中断，引起一定范围的心肌缺血性坏死。

5. 冠状动脉性心脏病：因冠状动脉狭窄所致心肌缺血而引起的心脏病，绝大部分由冠状动脉粥样硬化引起。

6. 原发性细颗粒固缩肾：指良性高血压病时肾细、小动脉硬化引起两侧肾脏对称性缩小、变硬、表面呈均匀弥漫分布的细颗粒状。

7. 风湿病：是一种与 A 族乙型溶血性链球菌感染有关的变态反应性疾病，病变主要累及全身结缔组织，其特征性病变是形成风湿性肉芽肿。

8. 阿少夫（Aschoff）小体：是风湿病增生期病变，小体中央为纤维素样坏死物，周围有风湿细胞、淋巴细胞等细胞成分，此小体为风湿病特征病变。

9. 阿少夫（Aschoff）细胞：是风湿小体内的主要细胞成分，体积较大，圆形或多边形，胞浆丰富，略嗜碱性，核大，单核或多核，圆形或椭圆形，核膜清楚，染色质集中于核中央并呈细丝状向核膜放散，似毛虫状或枭眼状。

10. 疣状赘生物：风湿性心内膜炎时出现在瓣膜闭锁缘上的粟粒大小、灰白色、半透明、呈疣状的白色血栓。常沿着闭锁缘呈串珠状排列，与瓣膜粘连紧密不易脱落，称疣状赘生物。

11. 绒毛心：心包腔内大量纤维素渗出时，心包表面的纤维素因心脏搏动牵拉而呈绒毛状，称绒毛心，多见于风湿性心外膜炎。

12. 慢性心瓣膜病：指心瓣膜因先天性发育异常或后天各种致病因素造成的瓣膜变形等器质性病变。

13. 心力衰竭：指在各种致病因素作用下，心脏收缩和（或）舒张功能障碍，使心输出量绝对或相对减少（即心泵功能降低），以致不能满足组织代谢需要的病理过程或临床综合征。

14. 心绞痛：指由于冠状动脉供血不足或心肌耗氧量骤增导致的心肌急性、短暂性缺血缺氧所引起的临床综合征。典型的临床表现为阵发性胸骨后部压榨性或紧缩性疼痛，并可向心前区及左上肢放射，一般持续数分钟，可因休息或服用硝酸酯类药物而缓解消失。

15. 心肌纤维化：指由于冠状动脉病变血管发生中至重度的狭窄，引起心肌长期缓慢的缺血缺氧，所导致的心肌细胞萎缩或肥大、间质纤维组织增生、广泛多灶性的心肌纤维化，又称为缺血性心肌病或慢性缺血性心脏病。

习题

一、单项选择题

1. 关于动脉粥样硬化的描述，下列

哪项是错误的？（　　）

A. 血浆 LDL 水平持续升高与动脉粥样硬化有关

B. 病变主要累及中、小动脉

C. 在动脉内膜有脂质沉积

D. 好发于中、老年人

E. 心脑血管受累可造成严重后果

2. 下列哪项不是动脉粥样硬化的危险因素？（　　）

A. 血浆低密度脂蛋白水平增高

B. 血浆高密度脂蛋白水平增高

C. 高血压

D. 吸烟

E. 糖尿病

3. 心冠状动脉粥样硬化最常受累及的动脉分支是（　　）。

A. 右冠状动脉主干

B. 左冠状动脉主干

C. 右冠状动脉回旋支

D. 左冠状动脉回旋支

E. 左冠状动脉前降支

4. 下列哪种成分是动脉粥样硬化粥样斑块所不具备的？（　　）

A. 纤维组织伴有玻璃样变

B. 无细胞的不定形物质

C. 胆固醇结晶

D. 泡沫细胞

E. 多量中性粒细胞

5. 动脉粥样硬化主要发生在（　　）。

A. 细、小动脉

B. 大、中动脉

C. 细、小静脉

D. 大、中静脉

E. 毛细血管

6. 心肌梗死最常发生的部位为（　　）。

A. 左心室侧壁

B. 左心室前壁

C. 左心室后壁

D. 右心室前壁

E. 室间隔后 1/3

7. 冠状动脉粥样硬化性心脏病时，下列哪种病变不会出现？（　　）

A. 心肌纤维素样坏死

B. 心肌纤维化

C. 心肌梗死

D. 肉芽组织

E. 中性粒细胞浸润

8. 心肌梗死患者最常见的死亡原因是（　　）。

A. 心源性休克

B. 心脏破裂

C. 心力衰竭

D. 心包填塞

E. 心外膜炎

9. 心肌梗死后肉眼能辨认梗死灶的最早时间是（　　）。

A. 2～3 小时

B. 6 小时后

C. 8～9 小时

D. 12 小时后

E. 24 小时后

10. 与动脉粥样硬化发病关系最为密切的血脂是（　　）。

A. 高密度脂蛋白（HDL）

B. 甘油二酯（DG）

C. 低密度脂蛋白（LDL）

D. 极低密度脂蛋白（VLDL）

E. 甘油三酯（TG）

11. 动脉瘤是指（　　）。

A. 发生于动脉的良性肿瘤

B. 血管壁的局限性异常扩张

C. 动脉发生的恶性瘤

D. 动脉内血栓形成并机化

E. 动脉血管破裂形成的血肿

12. 原发性高血压最常受累的血管是（　　）。

A. 全身中、小动脉
B. 全身大、中动脉
C. 全身细、小静脉
D. 全身细、小动脉
E. 全身中、小静脉

13. 原发性良性高血压的特征性病变是（　　）。
A. 细、小动脉痉挛
B. 细、小动脉的粥样硬化斑
C. 细动脉玻璃样变
D. 细、小动脉的纤维素样坏死
E. 无肌动脉肌化

14. 原发性高血压的脑出血，基底节和内囊部位的血管破裂常发生于（　　）。
A. 大脑上动脉
B. 脑基底动脉
C. 大脑下动脉
D. 大脑中动脉
E. 豆纹动脉

15. 原发性高血压脑出血最常见的部位是（　　）。
A. 大脑皮质
B. 侧脑室
C. 蛛网膜下腔
D. 内囊和基底节
E. 豆状核和丘脑

16. 良性高血压病晚期会引起（　　）。
A. 继发性颗粒性固缩肾
B. 肾水变性
C. 原发性细颗粒固缩肾
D. 肾凹陷性瘢痕
E. 肾盂积水

17. 高血压性心脏病的主要改变是（　　）。
A. 左心室心肌梗死灶形成
B. 心肌间质有肉芽肿形成
C. 左心室心肌肥大，心室壁增厚
D. 左心室有瘢痕形成，心脏缩小
E. 冠状动脉玻璃样变

18. 风湿病病变最严重的部位是（　　）。
A. 关节
B. 血管
C. 皮肤
D. 小脑
E. 心脏

19. 风湿病在病理诊断上最有意义的病变为（　　）。
A. 心包脏层纤维蛋白性渗出
B. 心肌纤维变性、坏死
C. 结缔组织内 Aschoff 小体形成
D. 炎细胞浸润
E. 结缔组织基质黏液变性

20. 风湿性心内膜炎联合瓣膜受损常见于（　　）。
A. 二尖瓣 + 主动脉瓣
B. 三尖瓣 + 肺动脉瓣
C. 主动脉瓣 + 肺动脉
D. 二尖瓣 + 肺动脉
E. 三尖瓣 + 主动脉

21. 风湿性心内膜炎心内膜之赘生物的实质是（　　）。
A. 增生的肉芽组织
B. 风湿性肉芽肿
C. 混合血栓
D. 机化的瘢痕
E. 白色血栓

22. 关于二尖瓣狭窄的描述，下列哪项是错误的？（　　）
A. 左心室肥大、扩张
B. 右心室肥大、扩张
C. 左心房肥大、扩张
D. 右心房肥大、扩张
E. 肺淤血、水肿

23. 关于风湿性心内膜炎的描述，下列哪项是正确的？（　　）

A. 瓣膜赘生物内有细菌
B. 瓣膜赘生物牢固粘连
C. 受累瓣膜容易发生穿孔、断裂
D. 受累瓣膜以三尖瓣多见
E. 赘生物位于房室瓣心室面

24. 风湿病变质、渗出、增生和纤维化期共需（　　）。
A. 1 个月
B. 2～2.5 个月
C. 2～3 个月
D. 6 个月左右
E. 1 年以上

25. 风湿小体主要见于（　　）。
A. 心脏传导系统
B. 心瓣膜结缔组织
C. 心房肌肉
D. 心外膜结缔组织
E. 心肌间质血管周围

26. 关于风湿病的描述，下列哪项是错误的？（　　）
A. 风湿病是累及全身结缔组织的变态反应性疾病
B. 以心脏病变对患者危害最大
C. 风湿性心内膜炎引起的慢性心瓣膜病严重影响心脏功能
D. 风湿性关节炎常可导致关节畸形
E. 皮下结节和环形红斑对临床诊断风湿病有帮助

27. 风湿性肉芽肿中不包含（　　）。
A. Ashoff 细胞
B. 多核 Ashoff 细胞
C. 泡沫细胞
D. 纤维素样坏死灶
E. 淋巴细胞

28. 原发性高血压是指（　　）。
A. 收缩期高血压
B. 舒张期高血压
C. 病因不明的高血压
D. 第一次发现的高血压
E. 作为某种疾病的症状出现的高血压

29. 维生素 B_1 缺乏引起心力衰竭的主要机制是（　　）。
A. 兴奋-收缩偶联障碍
B. 心肌能量储存障碍
C. 心肌能量生成障碍
D. 心肌能量利用障碍
E. 心肌收缩蛋白大量破坏

30. 下列哪种疾病伴有左心室后负荷加重？（　　）
A. 甲状腺功能亢进
B. 心室间隔缺损
C. 高血压病
D. 肺动脉高压
E. 心肌炎

31. 关于心力衰竭的发生机制，能量利用障碍与下列哪项有关？（　　）
A. 维生素 B_1 缺乏
B. 乳酸缺乏
C. 丙酮酸缺乏
D. 严重贫血
E. 肌球蛋白头部 ATP 酶活性降低

32. X 线摄片检查心呈靴形，常见于（　　）。
A. 二尖瓣狭窄
B. 二尖瓣关闭不全
C. 主动脉瓣狭窄
D. 主动脉瓣关闭不全
E. 三尖瓣狭窄

33. X 线摄片检查心呈梨形，常见于（　　）。
A. 二尖瓣关闭不全
B. 二尖瓣狭窄
C. 高血压病晚期
D. 三尖瓣关闭不全
E. 主动脉瓣狭窄

34. 主动脉粥样硬化动脉瘤形成主要见于（　　）。
   A. 主动脉弓
   B. 升主动脉
   C. 腹主动脉
   D. 胸主动脉
   E. 降主动脉

35. 心力衰竭最具特征性的血流动力学变化是（　　）。
   A. 肺动脉循环充血
   B. 动脉血压下降
   C. 心输出量降低
   D. 毛细血管前阻力增大
   E. 体循环静脉淤血

36. 下列哪种疾病可引起低输出量性心衰？（　　）
   A. 甲亢症
   B. 严重贫血
   C. 心肌梗死
   D. 脚气病（维生素 B_1 缺乏）
   E. 动-静脉瘘

37. 下列哪项属于心衰时肺循环淤血的表现？（　　）
   A. 肝颈静脉返流征阳性
   B. 夜间阵发性呼吸困难
   C. 下肢水肿
   D. 肝肿大压痛
   E. 颈静脉怒张

38. 下列哪种疾病可引起左室前负荷增大？（　　）
   A. 主动脉瓣关闭不全
   B. 高血压病
   C. 肺动脉瓣狭窄
   D. 肺栓塞
   E. 慢支、肺气肿

39. 下列哪项提示心输出量不足？（　　）
   A. 皮下水肿
   B. 端坐呼吸
   C. 皮肤苍白
   D. 肝脏肿大
   E. 颈静脉怒张

40. 在血容量增加的代偿反应中起主要作用的脏器是（　　）。
   A. 心
   B. 肝
   C. 脾
   D. 肺
   E. 肾

41. 下列哪项反应在急性心衰时不会发生？（　　）
   A. 心率加快
   B. 心肌肥厚
   C. 交感-肾上腺髓质兴奋
   D. 血流重分布
   E. 少尿

42. 下列哪项不是心衰的诱因？（　　）
   A. 情绪激动
   B. 严重心肌炎
   C. 呼吸道感染
   D. 分娩
   E. 心律失常

43. 目前引起我国居民死亡首位的疾病是（　　）。
   A. 呼吸系统疾病
   B. 传染病
   C. 消化系统疾病
   D. 心血管疾病
   E. 意外死亡

44. 下列哪项不是心力衰竭的有效代偿方式？（　　）
   A. 心率增快
   B. 心肌肌源扩张
   C. 心肌肥大
   D. 血容量增加
   E. 外周血液重新分布

45. 下述哪项不是心力衰竭的发病机制？（　　）
　　A. 心肌收缩相关蛋白的破坏
　　B. 心肌能量代谢紊乱
　　C. 心肌兴奋－收缩偶联障碍
　　D. 心脏舒张功能和顺应性增加
　　E. 心脏各部舒缩活动不协调

46. 左心衰竭引起的病变是（　　）。
　　A. 肺出血性梗死
　　B. 肝淤血、肿大
　　C. 肺淤血、水肿
　　D. 食道下段静脉曲张
　　E. 脾淤血、肿大

47. 下列哪项最符合心力衰竭的概念？（　　）
　　A. 心脏每搏输出量降低
　　B. 静脉回心血量超过心输出量
　　C. 心功能障碍引起大小循环充血
　　D. 心收缩和/或舒张功能障碍使心输出量不能满足机体需要
　　E. 伴有肺水肿或肝脾肿大、下肢水肿的综合征

48. 慢性风湿性心瓣病一般没有（　　）。
　　A. 瓣膜增厚变硬
　　B. 瓣叶间互相粘连
　　C. 键索增粗融合
　　D. 瓣膜断裂、穿孔
　　E. 乳头肌缩短

二、多项选择题

1. 镜下观察动脉粥样硬化的粥样斑块可见（　　）。
　　A. 胆固醇结晶
　　B. 无定形坏死物
　　C. 泡沫细胞
　　D. 较多中性粒细胞
　　E. 淋巴细胞

2. 动脉粥样硬化的危险因素有（　　）。
　　A. 高血脂
　　B. 高血压
　　C. 喝酒
　　D. 吸烟
　　E. 低血糖

3. 脂纹中泡沫细胞来源于（　　）。
　　A. 血液单核巨噬细胞
　　B. 成纤维细胞
　　C. 间叶细胞
　　D. 动脉平滑肌细胞
　　E. 血管内皮细胞

4. 动脉粥样硬化粥样斑块的继发改变包括（　　）。
　　A. 斑块内出血
　　B. 斑块内钙盐沉积
　　C. 附壁血栓形成
　　D. 内膜溃疡形成
　　E. 斑块吸收，内膜可修复正常

5. 心肌梗死的并发症有（　　）。
　　A. 室壁瘤形成
　　B. 动脉系统栓塞
　　C. 心力衰竭
　　D. 附壁血栓形成
　　E. 心脏破裂

6. 良性高血压时可出现以下哪些病变？（　　）
　　A. 脑软化、出血
　　B. 原发性颗粒性肾固缩
　　C. 左心室肥大
　　D. 细动脉壁广泛性纤维蛋白样坏死
　　E. 视网膜出血

7. 良性高血压病后期内脏受累最常见的器官是（　　）。
　　A. 心
　　B. 肝
　　C. 肺
　　D. 肾

E. 脑

8. 透壁性心肌梗死的好发部位是（ ）。
   A. 左室前壁
   B. 心尖部
   C. 室间隔前 2/3 区域
   D. 左室后壁
   E. 左室侧壁

9. 风湿病中风湿小体可见（ ）。
   A. 风湿细胞
   B. 巨噬细胞
   C. 淋巴细胞
   D. 朗格汉氏细胞
   E. 浆细胞

10. 急性风湿性心内膜炎心内膜赘生物的特点包括（ ）。
    A. 位于瓣膜闭锁缘
    B. 灰白色、粟米大小、串珠状排列
    C. 本质为白色血栓
    D. 脱落后常引起多脏器梗死
    E. 反复发作导致瓣膜病

11. 导致左心室向心性肥大的疾病有（ ）。
    A. 冠状动脉性心脏病
    B. 二尖瓣狭窄
    C. 原发性高血压
    D. 病毒性心肌炎
    E. 主动脉瓣狭窄

12. 与动脉粥样硬化发生有关的脂蛋白包括（ ）。
    A. LDL
    B. VLDL
    C. HDL
    D. 脂蛋白-a［LP（a）］
    E. TG

13. 风湿病二尖瓣狭窄患者可发生（ ）。
    A. 左心房肥大
    B. 左心室肥大
    C. 右心室肥大
    D. 肝肿大
    E. 下肢水肿

14. 阿少夫（Aschoff）小体的形态特点有（ ）。
    A. 小体多呈圆形或梭形
    B. 主要由阿少夫细胞构成
    C. 中央常有干酪样坏死
    D. 伴有淋巴细胞浸润
    E. 最后演变为纤维瘢痕

15. 阿少夫（Aschoff）细胞的形态特点有（ ）。
    A. 细胞体积大
    B. 呈圆形或多边形，胞浆丰富
    C. 核膜清楚
    D. 核仁大，呈毛虫状
    E. 来源于心肌细胞

16. 左心衰竭常发生于（ ）。
    A. 冠心病
    B. 肺源性心脏病
    C. 高血压性心脏病
    D. 风湿性心脏病
    E. 心肌病

17. 下列哪些因素可以诱发心力衰竭？（ ）
    A. 妊娠、分娩
    B. 输液过多
    C. 呼吸道感染
    D. 心律失常
    E. 情绪激动

18. 心力衰竭发展过程中，心脏本身的代偿反应包括（ ）。
    A. 心率加快
    B. 心脏紧张源性扩张
    C. 心肌肥大
    D. 血容量增加

E. 心肌纤维化

19. 压力负荷过重引起心衰可见于（　　）。
   A. 肺动脉高压
   B. 高血压病
   C. 主动脉瓣狭窄
   D. 心瓣膜关闭不全
   E. 急性心肌梗死

20. 心力衰竭的发病机制包括（　　）。
   A. 心肌收缩性减弱
   B. 心脏舒张功能和顺应性异常
   C. 心脏各部舒缩活动不协调
   D. 心脏扩张，前负荷增加
   E. 血容量增加，血液重新分配

三、填空题

1. 动脉粥样硬化的危险因素有：＿＿＿＿、＿＿＿＿、＿＿＿＿、＿＿＿＿、＿＿＿＿。

2. 良性高血压病按其发展过程可分为三期：＿＿＿＿、＿＿＿＿、＿＿＿＿。

3. 粥样斑块的继发性病变有＿＿＿＿、＿＿＿＿、＿＿＿＿、＿＿＿＿。

4. 冠状动脉硬化性心脏病的病变类型有：＿＿＿＿、＿＿＿＿、＿＿＿＿、＿＿＿＿。

5. 高血压病主要累及＿＿＿＿动脉，动脉粥样硬化主要累及＿＿＿＿动脉。

6. 原发性高血压病可分为＿＿＿＿、＿＿＿＿，其中良性高血压中具有诊断意义的病变是＿＿＿＿、恶性高血压病细动脉的病变为＿＿＿＿、小动脉病变为＿＿＿＿。

7. 高血压病脑出血部位常见于＿＿＿＿和＿＿＿＿。

8. 原发性高血压脏器病变有＿＿＿＿、＿＿＿＿、＿＿＿＿。

9. 风湿病的病变发展过程一般可分为＿＿＿＿、＿＿＿＿、＿＿＿＿三期。

10. 风湿性全心炎包括：＿＿＿＿、＿＿＿＿、＿＿＿＿。

11. 风湿性心内膜炎最常累及的瓣膜为＿＿＿＿，其次为＿＿＿＿，最后为＿＿＿＿。

12. 风湿病是一种与＿＿＿＿感染有关的＿＿＿＿性疾病。

13. 引起心力衰竭的原因有＿＿＿＿和＿＿＿＿。

14. 按发病部位心力衰竭可分为＿＿＿＿、＿＿＿＿和＿＿＿＿。

15. 导致心肌收缩性减弱的因素有：＿＿＿＿、＿＿＿＿、＿＿＿＿。

四、问答题

1. 试述动脉粥样硬化的基本病理变化有哪些（肉眼及镜下）。

2. 试述风湿病的基本病理变化。

3. 试述良性（缓进型）高血压的病变特点。

4. 试述二尖瓣狭窄时血流动力学和心脏的变化。

5. 试述二尖瓣关闭不全的血流动力学和临床表现。

6. 试述心肌兴奋-收缩偶联障碍引起心力衰竭的发生机制。

参考答案

一、单项选择题

1. B　　2. B　　3. E　　4. E
5. B　　6. B　　7. A　　8. C

9. B　　10. C　　11. B　　12. D
13. C　　14. E　　15. D　　16. C
17. C　　18. E　　19. C　　20. A
21. E　　22. A　　23. B　　24. D
25. E　　26. D　　27. C　　28. C
29. C　　30. C　　31. E　　32. C
33. B　　34. C　　35. C　　36. C
37. B　　38. B　　39. C　　40. A
41. B　　42. B　　43. D　　44. B
45. D　　46. C　　47. D　　48. D

二、多项选择题

1. ABCE　　2. ABD　　3. AD
4. ABCD　　5. ACDE　　6. ABCE
7. ADE　　8. ABC　　9. ABC
10. ABCE　　11. BC　　12. ABCDE
13. ACDE　　14. ABDE　　15. ABCD
16. ACDE　　17. ABCDE　　18. ABC
19. ABC　　20. ABC

三、填空题

1. 高脂血症　高血压　吸烟　糖尿病　高胰岛素血症

2. 机能紊乱期　动脉病变期　内脏病变期

3. 斑块内出血　斑块破裂　血栓形成　钙化　动脉瘤形成

4. 心绞痛　心肌纤维化　心肌梗死　冠状动脉性猝死

5. 细、小　大、中

6. 缓进性高血压　急进性高血压　细动脉玻璃样变　坏死性细动脉炎　增生性小动脉炎

7. 内囊　基底节

8. 心　肾　脑

9. 变质渗出期　增生期　愈合期

10. 风湿性心内膜炎　风湿性心肌炎　风湿性心外膜炎

11. 二尖瓣　二尖瓣和主动脉瓣联合受累　主动脉瓣

12. A族乙型溶血性链球菌　变态反应

13. 原发性心肌舒缩功能障碍　心脏负荷过重

14. 左心衰　右心衰　全心衰

15. 收缩相关蛋白的破坏　心肌能量代谢障碍　心肌兴奋-收缩偶联障碍

四、问答题

1. 动脉粥样硬化的基本病理变化有：

（1）脂纹、脂斑。是动脉粥样硬化的早期病变。肉眼观：可见动脉内膜面有淡黄色的斑点或长短不一的条纹，平坦可微隆起；光镜下：病灶处大量泡沫细胞聚集。该期病变为可逆性病变。

（2）纤维斑块。肉眼观：内膜表面出现散在不规则的隆起斑块，直径 0.3～2.5 cm，淡黄色、灰黄色和瓷白色。光镜下：病灶表面为大量胶原纤维、散在的平滑肌细胞、少量弹性纤维及蛋白多糖形成的纤维帽，其下为泡沫细胞、脂质和炎症细胞。

（3）粥样斑块。又称粥瘤，是动脉粥样硬化的典型病变。肉眼观：病变内膜表面隆起，灰白或灰黄色。切面可见纤维帽下有大量黄色粥糜样物质。光镜下：纤维帽深部有大量粉红染的无定形的物质、胆固醇结晶和钙盐沉积，其底部和周边为肉芽组织和少量的泡沫细胞和淋巴细胞，中膜平滑肌萎缩变薄。

2. 风湿病的基本病理变化为：

（1）变质渗出期。此期表现为非特异性炎，主要是心脏、浆膜、关节、皮肤、脑、肺等部位的结缔组织发生黏液样变性和纤维素样坏死，同时有充血、浆液、纤维素渗出及少量淋巴细胞为主的炎细胞浸润。此期可持续1个月。

（2）增生期（肉芽肿期）。此期特点是在变质渗出的病变基础上形成具有特征性的肉芽肿性炎。在心肌间质、心内膜下和皮下结缔组织病变部位，特别是在纤维素样坏灶周围出现巨噬细胞增生、聚集，并吞噬纤维素样坏死物，转变为风湿细胞。外周有少量淋巴细胞浸润，形成结节状病灶，即阿少夫小体。此为本病具有诊断意义的特征性病变，此期持续 2～3 个月。

（3）纤维化期（愈合期）。风湿小体发生纤维化是本病的特点。风湿小体逐渐纤维化，最终形成瘢痕。此期持续 2～3 个月。

3. 良性（缓进型）高血压的病变特点。①临床特点：多见于中老年人，血压升高缓慢，并发症出现比较晚，病程长，进展缓慢，可达数十余年。②病理特点：细动脉玻璃样变性、肌型小动脉呈增生性硬化，大动脉呈粥样硬化。③病变范围：全身弥漫性病变。④并发症：心脏肥大、颗粒性固缩肾、脑水肿、脑萎缩、脑软化、脑出血。⑤致死原因：脑出血、心力衰竭和慢性肾功能衰竭。

4. 二尖瓣狭窄时血流动力学和心脏的变化：早期在心脏舒张期左心房血液流入左心室受阻，左心房代偿性扩张肥大，使血液在加压情况下迅速通过狭窄瓣口，并引起旋涡和震动，产生心尖区舒张期"隆隆"样杂音。

当左心房失代偿后，左心房的血液不能完全排入左心室，造成左心房淤血，肺静脉回流受阻，引起肺淤血、肺水肿或漏出性出血。临床上可出现呼吸困难、紫绀、咳嗽和咳带血的泡沫状痰等左心房衰竭的表现。

由于持久的肺循环压力增高，造成肺动脉高压，增加了右心室的负荷，导致右心室代偿性肥大。当失代偿后，右心室扩张，最终引起右心房及体循环静脉淤血，临床上出现颈静脉怒张、肝淤血肿大、下肢水肿、浆膜腔积液等右心衰竭的表现。

当狭窄严重时，左心室可相对缩小或轻度缩小，X 线摄片显示为梨形心。

5. 二尖瓣关闭不全的血流动力学和临床表现：①血流动力学：二尖瓣关闭不全→左心房代偿肥大→左心室代偿肥大→右心室、右心室代偿性肥大→右心衰竭、体循环淤血。②临床表现：颈静脉扩张、肝肿大、下肢水肿、浆膜腔积液、心尖区收缩期"吹风"样杂音，X 线摄片显示为球形心。

6. 心肌兴奋－收缩偶联障碍引起心力衰竭的发生机制为：

（1）细胞外 Ca^{2+} 内流受阻。心肌兴奋时一部分 Ca^{2+} 来自细胞外，这部分 Ca^{2+} 不但直接使胞浆内 Ca^{2+} 升高，而且可诱发肌浆网释放 Ca^{2+}。细胞外 Ca^{2+} 内流有两种通道：膜电压依赖性钙通道和受体操纵型钙通道，后者受细胞膜上 β 受体和某些激素调控。当去甲肾上腺素与 β 受体结合时，可激活腺苷酸环化酶使 ATP 转化为 cAMP，cAMP 使胞膜上的受体操纵性钙通道开放，Ca^{2+} 进入细胞内。当各种病因，如重度心肌肥大时，细胞内内源性去甲肾上腺素明显减少，膜上 β 受体密度和腺苷酸环化酶活性降低，使 Ca^{2+} 内流受阻，从而影响心肌兴奋－收缩偶联过程。

（2）肌浆网对 Ca^{2+} 的摄取障碍、贮存和释放障碍。肌浆网摄取 Ca^{2+} 需依靠肌浆网上的钙泵，在 ATP 提供能量的条件下才能实现。心力衰竭使钙泵活性降低，肌浆网摄取和贮存 Ca^{2+} 不足，使下一次收缩前可释放的 Ca^{2+} 减少。Ry 受体是肌浆网上重要的 Ca^{2+} 释放通道，心力衰竭时 Ry 受体蛋白及其 mRNA 均减少，使肌浆网释放 Ca^{2+} 减少，造成心肌兴奋-收缩偶联障碍。

（3）肌钙蛋白与Ca^{2+}结合障碍。心力衰竭造成心肌缺血、缺氧，糖酵解加强，发生酸中毒。心肌细胞内H^+浓度增高，H^+与肌钙蛋白的亲和力远高于Ca^{2+}，可竞争性抑制Ca^{2+}与肌钙蛋白结合，从而妨碍兴奋-偶联过程。

（何彦丽）

第十六章 呼吸系统疾病

目的要求

1. 掌握大叶性肺炎、小叶性肺炎的病理变化及呼吸衰竭的发病机理。
2. 熟悉呼吸衰竭时机体的功能、代谢变化。
3. 了解慢性阻塞性肺病（慢支及肺气肿）、肺心病的病理特点、肺癌及鼻咽癌的病变特点。

重点难点分析

慢性阻塞性肺疾病是一组由各种原因引起的肺实质和小支气管受损，导致慢性气道阻塞，呼吸阻力增加和肺功能不全为共同特征的肺疾病的统称。较常见的疾病是慢性支气管炎、肺气肿、支气管哮喘和支气管扩张。慢性支气管炎简称"慢支"，是指气管、支气管黏膜及其周围组织的慢性非特异性炎症。临床上以反复发作的咳嗽、咳痰或伴有喘息症状为特征，这些症状每年持续3个月，连续2年以上即可诊断为"慢支"。其病情进展常并发肺气肿和肺源性心脏病，老年人多见。本病的发生与感冒有密切关系，其发病与大气污染、吸烟、感染、过敏因素等有关。"慢支"可累及各级支气管，起始于较大支气管，随病程进展，病变可累及较小支气管和细支气管。其主要病理变化表现为黏膜上皮损伤、腺体增生肥大、慢性炎性渗出和平滑肌、软骨损伤。

支气管哮喘简称"哮喘"，是由于各种内、外因素引发呼吸道超敏反应，导致以支气管可逆性发作性痉挛为特征的支气管慢性炎性疾病。其临床表现为反复发作性喘息，带有哮鸣音的呼气性呼吸困难、胸闷、咳嗽等症状，发作间歇期可完全无症状，严重病例常合并慢性支气管炎，并导致肺气肿和慢性肺源性心脏病。支气管扩张是以肺内支气管的持久性扩张伴管壁纤维性增厚为特征的慢性疾病，扩张的支气管常因分泌物潴留而继发化脓性炎症。其临床表现为咳嗽、咳大量脓痰、反复咯血等症状。

慢性肺源性心脏病是因慢性肺疾病、肺血管及胸廓的疾病引起肺循环阻力增加、肺动脉压力升高而导致的以右心室肥厚、扩大甚至发生右心衰竭的心脏病，简称"肺心病"。

大叶性肺炎是本章的重点。大叶性肺炎的病理改变可分为四个时期：充血水肿期、红色肝样变期、灰色肝样变期、溶解消散期。红色肝样变期、灰色肝样变期的病理变化及病理与临床联系是重点内容，要求重点掌握。大叶性肺炎的病变性质为纤维素性炎，病变中大量纤维素渗出与细菌具有光滑的荚膜有关。小叶性肺炎的病变特征是以细支气管为中心、散在性化脓性病灶。

小叶性肺炎的病理变化是要求掌握的内容。并要求掌握小叶性肺炎与大叶性肺炎的比较所具有的特点：小叶性肺炎病变呈灶状，散在于双肺，且多发生在老人和儿童，是机体抵抗力低下的表现；病变广泛，患者缺氧、呼吸困难较明显；病灶散在，患者多无实变体征（融合性小叶性肺炎可有实变体征）；由于胸膜不受累，患者多无胸痛的表现。另外，在并发症等其他方面也有一些不同。

呼吸衰竭是本章的重点及难点。呼吸衰竭的重点在于对各基本概念的理解、呼吸衰竭发生机制及相应血气改变的特点，呼吸衰竭对机体功能的影响。难点在于对通气和换气功能障碍时所引起的血气改变的分析及理解这些血气改变可能产生的后果。

呼吸衰竭的发病机制：肺通气功能障碍、气体弥散障碍、肺通气-血流比例失调。肺通气功能障碍表现为限制性通气不足和阻塞性通气不足；气体弥散障碍表现为肺泡膜面积减少、肺泡膜厚度增加和弥散时间缩短；肺通气-血流比例失调表现为部分肺泡通气不足，导致功能性分流、部分肺泡血流不足，导致死腔样通气和解剖分流增加，导致真性分流。

名词解释

1. 慢性阻塞性肺疾病：是一组由各种原因引起的肺实质和小支气管受损，导致慢性气道阻塞、呼吸阻力增加和肺功能不全为共同特征的肺疾病的统称。

2. 慢性支气管炎：简称"慢支"，指气管、支气管黏膜及其周围组织的慢性非特异性炎症。临床上以反复发作的咳嗽、咳痰或伴有喘息症状为特征，这些症状每年持续3个月，连续2年以上即可诊断为慢支。

3. 肺气肿：指呼吸性细支气管、肺泡管、肺泡囊和肺泡因过度充气呈持久性扩张，并伴有肺泡间隔破坏，以致肺组织弹性减弱、容积增大的一种病理状态，是支气管和肺疾病的常见合并症。

4. 支气管哮喘：简称"哮喘"，是由于各种内、外因素引发呼吸道超敏反应，导致以支气管可逆性发作性痉挛为特征的支气管慢性炎性疾病。临床表现为反复发作性喘息，带有哮鸣音的呼气性呼吸困难、胸闷、咳嗽等症状。

5. 支气管扩张症：是以肺内支气管的持久性扩张伴管壁纤维性增厚为特征的慢性疾病，扩张的支气管常因分泌物潴留而继发化脓性炎症。临床表现为咳嗽、咳大量脓痰、反复咳血等症状。

6. 慢性肺源性心脏病：是因慢性肺疾病、肺血管及胸廓的疾病引起肺循环阻力增加、肺动脉压力升高而引起的以右心室肥厚、扩大甚至发生右心衰竭的心脏病，简称"肺心病"。

7. 肺炎：是指肺的急性渗出性炎症，是呼吸系统疾病的一种常见病、多发病。

8. 大叶性肺炎：是主要由肺炎链球菌引起的以肺泡内弥漫性纤维素渗出为主的炎症。

9. 小叶性肺炎：是以细支气管为中心、以肺小叶为单位的急性化脓性炎，又称为支气管肺炎。

10. 呼吸衰竭：是指由于外呼吸功能严重障碍，导致动脉血氧分压（PaO_2）降低，伴有或不伴有动脉血二氧化碳分压（$PaCO_2$）升高的病理过程。

11. 肺性脑病：由呼吸衰竭引起的以中枢神经系统功能障碍为主要表现的综合征。

12. 功能性分流：慢性阻塞性肺疾患、肺炎导致肺实变、肺纤维化和肺不张等引起的肺通气分布严重不均匀，病变严重部位的肺泡通气明显减少，但血流可无相应减少，甚至还可因炎性充血而有所增加，使V/Q显著降低，导致流经该处的静脉血未获充分氧合便掺入动脉血内。又称静脉血掺杂。

13. 死腔样通气：肺动脉分支栓塞、DIC、肺气肿、肺毛细血管床减少等，可使部分肺泡血流减少，V/Q显著高于正常，患部肺泡血流少而通气多、肺泡通气不能被充分利用，称为死腔样通气。

14. 阻塞性通气不足：指由于气道狭窄或阻塞所引起的通气障碍。

15. 限制性通气不足：指吸气时肺泡的扩张受限制所引起的肺泡通气不足。

习题

一、单项选择题

1. 下列哪项不是慢性支气管炎的病理变化？（　　）
   A. 支气管黏膜上皮的纤毛倒伏，甚至完全脱失
   B. 支气管腺体增生和浆液腺变为黏液腺
   C. 支气管壁中出现大量淋巴细胞
   D. 支气管管壁中软骨细胞出现不典型增生
   E. 支气管壁平滑肌束断裂、萎缩

2. 患者，女，58岁，咳嗽，咳痰8年，吸烟史20年，桶状胸，双肺可听到少量湿啰音，肝脾不大，可能的诊断是（　　）。
   A. 肺气肿
   B. 小叶性肺炎
   C. 大叶性肺炎
   D. 间质性肺炎
   E. 病毒性肺炎

3. 光镜下可见肺泡扩张，间隔变窄或断裂，相邻肺泡互相融合形成较大囊腔，肺泡壁受压，其内的毛细血管床减少、肺小动脉内膜呈纤维性增生、肥厚，小支气管和细支气管可见慢性炎症，可诊断为（　　）。
   A. 肺癌
   B. 肺心病
   C. 肺气肿
   D. 小叶性肺炎
   E. 大叶性肺炎

4. 慢性肺心病发生的关键环节是（　　）。
   A. 肺间质纤维化
   B. 肺气肿
   C. 肺动脉高压
   D. 肺动脉分支血栓栓塞
   E. 肺阻塞性通气障碍

5. 肺炎是指肺组织的（　　）。
   A. 慢性渗出性炎症
   B. 慢性增生性炎症
   C. 急性变质性炎症
   D. 急性渗出性炎症
   E. 急性增生性炎症

6. 大叶性肺炎的并发症不包括下列哪项？（　　）
   A. 中毒性休克
   B. 肺脓肿及脓胸
   C. 败血症
   D. 肺褐色硬变
   E. 肺肉质变

7. 关于大叶性肺炎红色肝样变期的临床表现，下列哪项是错误的？（　　）
   A. 患者常胸痛
   B. 患者有肺实变的体征
   C. 患者常咳铁锈色痰
   D. 患者出现缺氧和紫绀
   E. 听诊可闻捻发音或湿性啰音

8. 大叶性肺炎咳铁锈色痰出现在（　　）。
   A. 充血水肿期
   B. 红色肝样变期
   C. 灰色肝样变期
   D. 溶解消散期
   E. 以上均是

9. 肺泡壁毛细血管扩张充血，肺泡腔内有红细胞、水肿液及吞噬含铁血黄素的巨噬细胞，间质有大量纤维组织增生，应诊断为（　　）。

A. 肺癌
B. 慢性肺淤血
C. 大叶性肺炎充血水肿期
D. 小叶性肺炎
E. 大叶性肺炎灰色肝变期

10. 小叶性肺炎是一种什么性质的炎症?（　　）
A. 化脓性炎
B. 出血性炎
C. 变质性炎
D. 增生性炎
E. 浆液性炎

11. 大叶性肺炎的致病菌绝大多数为（　　）。
A. 金黄色葡萄球菌
B. 溶血性链球菌
C. 肺炎杆菌
D. 肺炎链球菌
E. 绿脓杆菌

12. 小叶性肺炎的病变范围为一个小叶，直径多数为（　　）。
A. 0.1 cm
B. 0.5 cm
C. 3.0 cm
D. 2.0 cm
E. 5.0 cm

13. 关于小叶性肺炎的镜下改变，下列哪项是错误的?（　　）
A. 病变以小叶为单位
B. 病变中央多有一条发炎的细支气管
C. 病变性质为化脓性炎
D. 病变以整个肺叶为单位
E. 周围肺泡腔内有大量脓性渗出物

14. 关于大叶性肺炎溶解消散期，下列哪项是不正确的?（　　）
A. 肉眼见实变病灶逐渐消失
B. 镜下见中性粒细胞大多变性坏死

C. 听诊可闻及湿性啰音
D. X线摄片见大片均匀致密的阴影
E. 体温逐渐下降至正常

15. 大叶性肺炎多见于（　　）。
A. 新生儿
B. 少年
C. 青壮年
D. 老年
E. 胎儿

16. 关于小叶性肺炎，下列哪项是错误的?（　　）
A. 病变多累及胸膜
B. 周围肺泡腔内有大量脓性渗出物
C. 又可称为支气管肺炎
D. 多见于儿童、年老体弱或久病卧床者
E. 病变多散在分布

17. 大叶性肺炎的肉质变是由于（　　）。
A. 中性粒细胞渗出过多
B. 中性粒细胞渗出过少
C. 纤维蛋白原渗出过多
D. 红细胞渗出过多
E. 红细胞渗出过少

18. 大叶性肺炎的病变性质属于（　　）。
A. 出血性炎
B. 化脓性炎
C. 纤维素性炎
D. 增生性炎
E. 变质性炎

19. 下列哪项不是导致呼吸动力减弱的因素?（　　）
A. 脑血管意外
B. 脊髓灰质炎
C. 胸膜纤维化增厚
D. 重症肌无力
E. 低血钾

20. 大叶性肺炎最具特征性的并发症有（　　）。
    A. 中毒性休克
    B. 肺脓肿及脓胸
    C. 支气管扩张
    D. 败血症
    E. 肺肉质变

21. 关于大叶性肺炎灰色肝样变期的病理变化，下列哪项是错误的？（　　）
    A. 肺叶肿胀，质实如肝
    B. 病变肺组织呈灰白色
    C. 肺泡壁毛细血管扩张、充血
    D. 肺泡腔内有大量中性粒细胞
    E. 肺泡腔内红细胞消失

22. 下列哪项不符合鼻咽癌？（　　）
    A. 多发生于鼻咽黏膜柱状上皮的储备细胞
    B. 60%以上的患者以颈部出现肿块为首发症状
    C. 鳞状细胞癌占绝大多数，以低分化鳞癌最多见
    D. 与EB病毒感染密切相关
    E. 晚期经淋巴道转移至颈部淋巴结

23. 下哪型肺癌最为常见？（　　）
    A. 周围型
    B. 弥漫型
    C. 中央型
    D. 巨块型
    E. 溃疡型

24. 有关肺癌的描述，下列哪项是错误的？（　　）
    A. 肺鳞状细胞癌的发生与吸烟有密切关系
    B. 多起源于支气管黏膜上皮的嗜银细胞
    C. 中央型多为鳞癌
    D. 早期可形成淋巴道及血道转移
    E. 肺腺癌以周围型多见

25. 关于肺腺癌的描述，下列哪项是正确的？（　　）
    A. 其治疗效果及预后比鳞癌好
    B. 常位于肺门部
    C. 多来源于肺泡上皮
    D. 原发性肺癌中较少见的一种类型
    E. 患者不吸烟，但有被动吸烟史

26. 下列哪项不是引起肺弥散膜增厚的原因？（　　）
    A. 肺水肿
    B. 肺透明膜形成
    C. 肺纤维化
    D. 间质性肺炎
    E. 白喉

27. 下列哪种情况将导致外周气道阻塞？（　　）
    A. 鼻炎
    B. 声带麻痹
    C. 白喉
    D. 慢性支气管炎
    E. 喉癌

28. 通气功能障碍引起的呼吸衰竭，其血气变化的特点为（　　）。
    A. PaO_2下降
    B. PaO_2下降，$PaCO_2$升高
    C. PaO_2下降，$PaCO_2$下降
    D. PaO_2正常，$PaCO_2$升高
    E. PaO_2下降，$PaCO_2$正常

29. 阻塞性通气不足可能是由于（　　）。
    A. 异物掉入气道
    B. 肺炎
    C. 肺泡膜面积减少，膜厚度增加
    D. 肺泡扩张受限制
    E. 肺泡通气与血流比例失调

30. 肺泡表面活性物质的作用是（　　）。
    A. 降低肺泡表面张力

B. 增加肺泡表面张力
C. 增加肺泡弹性阻力
D. 降低肺组织顺应性
E. 肺泡不易扩张

31. 下列哪项将导致 V/Q 升高？（ ）
    A. 肺气肿
    B. 肺实变
    C. 肺不张
    D. 肺癌
    E. 肺水肿

32. 下列哪项不是引起限制性通气功能障碍的原因？（ ）
    A. 胸膜纤维性增厚工厂
    B. 肺纤维化
    C. 气管狭窄
    D. 呼吸中枢损伤
    E. 重症肌无力

33. 下列哪项不会引起胸廓顺应性降低？（ ）
    A. 胸廓畸形
    B. 胸壁外伤
    C. 胸腔积液
    D. 胸膜纤维化增厚
    E. 大叶性肺炎

34. 下列哪种情况不是导致弥散膜面积减少的原因？（ ）
    A. 肺实变
    B. 肺叶切除
    C. 肺不张
    D. 肺气肿
    E. 肺癌

35. 呼吸衰竭时最常发生的酸碱平衡紊乱是（ ）。
    A. 呼吸性酸中毒
    B. 呼吸性碱中毒
    C. 代谢性酸中毒
    D. 代谢性碱中毒
    E. 代谢性碱中毒合并代谢性酸中毒

36. 呼吸衰竭时机体各系统对缺氧最敏感者为（ ）。
    A. 呼吸系统
    B. 心血管系统
    C. 中枢神经系统
    D. 泌尿系统
    E. 内分泌系统

37. 呼吸衰竭引起的缺氧类型是（ ）。
    A. 循环性缺氧
    B. 低张性缺氧
    C. 组织性缺氧
    D. 血液性缺氧
    E. 等张性缺氧

38. 真性分流是指（ ）。
    A. 部分肺泡血流不足
    B. 部分肺泡通气不足
    C. 肺泡完全不通气，但仍有血流
    D. 肺泡完全无血流，但仍有通气
    E. 部分肺泡通气与血流不足

39. 呼吸衰竭时，患者发生慢性右心衰竭的机制为（ ）。
    A. 肺小动脉痉挛
    B. 肺毛细血管床增加
    C. 肺血管硬化
    D. 红细胞增多，黏度增加
    E. 酸中毒等损害心肌

40. Ⅱ 型呼吸衰竭的给氧原则为（ ）。
    A. 持续、高浓度、高流量
    B. 间断、低浓度、低流量
    C. 持续、高浓度、低流量
    D. 持续、低浓度、低流量
    E. 间断、高浓度、高流量

41. 外周气道阻塞引起呼气性呼吸困难的机制是（ ）。
    A. 呼气时胸内压增高引起小气道

受压

B. 呼气时胸内压下降使小气道受压

C. 呼气时，气道内压上升使肺泡受压

D. 呼气时，胸内压气道内压均上升使中央气道受压

E. 呼气时，等压点上移至咽部

42. 肺心病时右心室肥大的病理形态诊断标准是（　　）。

A. 肺动脉瓣下 2 cm 处右心室壁肌肉厚度 ≥5 mm（正常 3～4 mm）

B. 主动脉瓣下 2 cm 处右心室壁肌肉厚度 ≥5 mm（正常 3～4 mm）

C. 肺动脉瓣下 3 cm 处右心室壁肌肉厚度 ≥5 mm（正常 3～4 mm）

D. 主动脉瓣下 3 cm 处右心室壁肌肉厚度 ≥5 mm（正常 3～4 mm）

E. 肺动脉圆锥显著膨隆，肥厚的右心室内乳头肌或肉柱显著增粗

二、多项选择题

1. 慢性支气管炎的病变特点有（　　）。

A. 黏膜上皮损伤

B. 杯状细胞增多

C. 鳞状上皮化生

D. 黏液腺增生、肥大

E. 平滑骨断裂、萎缩

2. 引起慢性支气管炎的病因包括（　　）。

A. 大气污染

B. 感染因素

C. 过敏因素

D. 长期使用皮质激素

E. 器官移植

3. 慢性支气管的临床表现有（　　）。

A. 咳嗽、咳痰

B. 干性啰音

C. 呼吸困难

D. 哮鸣音

E. 湿性啰音

4. 慢性支气管炎的并发症有（　　）。

A. 肺气肿

B. 肺源性心脏病

C. 支气管扩张症

D. 高血压病

E. 肺结核病

5. 肺气肿的类型有（　　）。

A. 肺泡性肺气肿

B. 间质性肺气肿

C. 大叶性肺气肿

D. 细菌性肺气肿

E. 病毒性肺气肿

6. 引起肺气肿的主要原因是（　　）。

A. 慢性咽喉炎

B. 慢性细支气管炎

C. α_1 抗胰蛋白酶缺乏

D. 肺癌

E. 鼻咽癌

7. 肺气肿的临床表现有（　　）。

A. 气促

B. 胸闷

C. 桶状胸

D. 肺活量减弱

E. 叩诊呈浊音

8. 肺气肿的并发症有（　　）。

A. 肺源性心脏病及右心衰竭

B. 呼吸衰竭

C. 自发性气胸

D. 左心衰竭

E. 肺肉质变

9. 肺源性心脏病的临床表现有（　　）。

A. 心悸

B. 气促
C. 紫绀
D. 下肢浮肿
E. 肝肿大

10. 慢性肺源性心脏病是因胸廓病变、肺脏或肺血管的原发疾病引起的，它的主要病变为（　　　）。
A. 肺动脉低压
B. 肺动脉高压
C. 右心室肥大
D. 左心室肥大
E. 左心室缩小

11. 大叶性肺炎听诊时可闻及湿啰音发生在下列哪期？（　　　）
A. 充血水肿期
B. 红色肝样变期
C. 灰色肝样变期
D. 溶解消散期
E. 增生期

12. 下列哪些是大叶性肺炎红色肝样变期所特有的？（　　　）
A. 肺实变
B. 铁锈色痰
C. 缺氧紫绀
D. 镜下见肺泡腔内大量红细胞
E. 肺泡壁血管扩张充血

13. 肺炎按照病变累积部位及范围大小可分为（　　　）。
A. 细菌性肺炎
B. 大叶性肺炎
C. 病毒性肺炎
D. 小叶性肺炎
E. 间质性肺炎

14. 关于大叶性肺炎的描述，下列哪些是正确的？（　　　）
A. 起病急
B. 寒战高热
C. 肺实变

D. 一般病程 7～10 天
E. 老人、儿童多见

15. 大叶性肺炎的诱因包括（　　　）。
A. 上呼吸道感染
B. 受寒
C. 麻醉
D. 酒精中毒
E. 大量饮水

16. 大叶性肺炎红色肝样变期镜下改变包括（　　　）。
A. 肺泡壁毛细血管扩张充血
B. 肺泡腔内大量纤维蛋白
C. 肺泡腔内大量红细胞
D. 肺泡腔内少量巨噬细胞
E. 肺泡腔内大量中性粒细胞

17. 大叶性肺炎充血水肿期的肉眼改变有（　　　）。
A. 肺叶肿胀
B. 暗红色
C. 重量增加
D. 切面可挤出血性浆液
E. 灰白色

18. 大叶性肺炎充血水肿期的镜下改变有（　　　）。
A. 肺泡壁毛细血管扩张
B. 肺泡腔内多量浆液
C. 肺泡腔内少量红细胞
D. 肺泡腔内少量中性粒细胞
E. 渗出液中可检出肺炎球菌

19. 大叶性肺炎充血水肿期的临床表现包括（　　　）。
A. 寒战高热
B. 外周血白细胞升高
C. 呼吸心跳加速
D. 肺泡听诊区可闻支气管呼吸音
E. X 线检查显示肺纹理增多

20. 大叶性肺炎红色肝样变期肉眼改

变包括（　　　）。

A. 病变肺叶肿胀

B. 胸膜面有纤维蛋白渗出物等

C. 颜色暗红

D. 质实如肝

E. 切面呈粗颗粒状

21. 大叶性肺炎红色肝样变期的临床表现有（　　　）。

A. 胸痛

B. 咳黄脓痰

C. 听诊可闻及支气管呼吸音

D. X线检查可见大片致密阴影

E. 叩诊浊音

22. 大叶性肺炎灰色肝样变期镜下观察，其病理改变有（　　　）。

A. 肺泡壁受压变薄，无明显充血

B. 肺泡腔内大量中性粒细胞

C. 肺泡腔内大量红细胞

D. 肺泡腔内大量纤维蛋白

E. 渗出物可检出大量肺炎球菌

23. 大叶性肺炎灰色肝样变期的临床表现有（　　　）。

A. 叩诊浊音

B. 听诊可闻及支气管呼吸音

C. X线检查可见大片致密阴影

D. 黏液脓性痰

E. 紫绀较红色肝样变期更明显

24. 小叶性肺炎与大叶性肺炎比较，下列哪些是小叶性肺炎的特点？（　　　）

A. 病灶多较局限，直径约1 cm

B. 多发生于青壮年

C. 病变性质多为化脓性炎

D. 病灶内多有发炎的细支气管

E. 胸膜常受累出现病变

25. 下列哪些不是小叶性肺炎的临床表现？（　　　）

A. 咳嗽和咳黏液脓性痰

B. 咳铁锈色痰

C. 痰中可检出抗酸染色阳性的杆菌

D. 紫绀

E. X线检查可见散在灶性阴影

26. 下列哪些不是小叶性肺炎的病理改变？（　　　）

A. 干酪样坏死

B. 发炎的细支气管

C. 郎汉斯巨细胞

D. 大量中性粒细胞

E. 肺泡腔内充满浆液

27. 间质性肺炎发生在下列哪些部位？（　　　）

A. 肺泡壁

B. 主支气管

C. 细支气管旁

D. 小叶间隔

E. 肺泡腔

28. 病毒性肺炎的病理改变，镜下观察可见（　　　）。

A. 肺泡间隔明显增宽

B. 细支气管、肺泡上皮明显增生、肥大可形成多核巨细胞

C. 增生细胞内可见病毒性包含体

D. 有时肺泡腔内有透明膜形成

E. 肺泡腔内有巨噬细胞、红细胞、浆液等

29. 关于大叶性肺炎红色肝样变期，下列描述哪些是正确的？（　　　）

A. 肺泡腔内有大量嗜酸性粒细胞

B. 肺泡壁呈充血状态

C. 肺泡腔有大量中性粒细胞

D. 肺泡腔有大量红细胞

E. 病变不累及胸膜

30. 大叶性肺炎灰色肝样变期肉眼观察，其病理改变有（　　　）。

A. 肺叶肿胀

B. 灰白色

C. 质实如肝
D. 切面颗粒状外观
E. 重量增加

31. 肺癌中鳞状细胞癌的主要病变特点有（　　）。
A. 为肺癌中最常见的类型
B. 多来自肺段以上的支气管
C. 纤维支气管镜容易被发现
D. 痰脱落细胞学检查阳性率高达80%
E. 多为中央型肺癌

32. 弥散膜面积减少与下列哪些因素有关？（　　）
A. 肺实变
B. 肺不张
C. 肺气肿
D. 肺叶切除
E. 胸腔积液

33. 下列哪些因素引起呼吸动力减弱？（　　）
A. 多发性神经炎
B. 脑外伤
C. 胸廓畸形
D. 胸壁外伤
E. 肺纤维化

34. 下列哪些因素引起呼吸肌收缩功能障碍？（　　）
A. 重症肌无力
B. 胸膜纤维性增高
C. 气胸
D. 低血钾
E. 肺泡表面活性物质减少

35. 引起肺顺应性降低的因素有（　　）。
A. 肺纤维化
B. 胸膜纤维性增厚
C. 肺泡表面活性物质减少
D. 声带麻痹
E. 肺水肿

36. 下列哪些因素导致阻塞性通气不足？（　　）
A. 声带麻痹
B. 肺水肿
C. 肺叶切除
D. 支气管哮喘
E. 大叶性肺炎
E. 肺不张

37. 下列哪项描述是正确的？（　　）
A. 肺实变可引起弥散膜面积减少
B. 间质性肺水肿可使弥散膜增厚
C. 声带麻痹引起中央气道阻塞
D. 气道阻塞时，肺血 $PaCO_2$ 升高
E. 弥散膜增厚时，动脉血 $PaCO_2$ 升高

38. 能引起通气血流比率降低的因素为（　　）。
A. 肺实变
B. 肺动脉压降低
C. 肺毛细血管床减少
D. 肺动脉分支栓塞
E. 肺不张

39. 呼吸性酸中毒时，电解质的改变为（　　）。
A. 高血钾症
B. 低血钾症
C. 低氯血症
D. 高氯血症
E. 高铁血症

40. 肺性脑病的发病机制有（　　）。
A. 缺氧和二氧化碳潴留引起脑血管扩张
B. 脑水肿的形成
C. 脑血管内凝血
D. 脑细胞酸中毒

E. 谷氨酸脱羧酶活性降低

41. 死腔样通气可见于（　　）。
   A. 肺动脉分支栓塞
   B. DIC
   C. 肺动脉炎
   D. 肺气肿
   E. 肺癌

三、填空题

1. 慢性阻塞性肺疾病包括_____、_____、_____。
2. 支气管扩张症临床主要表现为_____、_____、_____。
3. 大叶性肺炎按病变的发展过程可分为_____、_____、_____、_____四期。
4. 大叶性肺炎的并发症有_____、_____、_____、_____。
5. 肺泡性肺气肿的类型有_____、_____、_____。
6. 呼吸衰竭引起呼吸性酸中毒时,血液电解质的变化为_____、_____。
7. 呼吸衰竭时弥散障碍包括_____、_____、_____。

四、问答题

1. 简述慢性支气管炎的镜下病变特点。
2. 简述肺气肿的肉眼病变特点。
3. 简述小叶性肺炎的病理改变（肉眼、镜下）。
4. 简述大叶性肺炎的病理分期。
5. 简述大叶性肺炎灰色肝样变期的病理变化。
6. 试述大叶性肺炎红色肝样变期的病理变化及临床表现。
7. 患者李××，男性，30岁，因外出淋雨受寒后出现发热、畏寒、胸痛，痰呈铁锈色，体查，体温39.5 ℃，X线摄片显示右下肺大片均匀致密的阴影。请问该患者最可能患有何种疾病？属哪一期？请写出该期的病理变化（肉眼、镜下）。
8. 简述呼吸衰竭的发病机制。
9. 试述肺泡通气血流比例失调引起呼吸衰竭的三种表现形式。
10. 试述慢性肺源性心脏病的病因与发病机制。

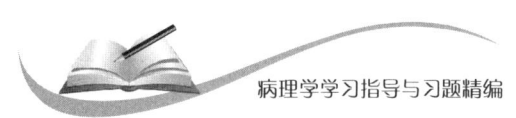

参考答案

一、单项选择题

1. D	2. A	3. C	4. C
5. D	6. D	7. E	8. B
9. B	10. A	11. D	12. B
13. D	14. D	15. C	16. A
17. B	18. C	19. C	20. E
21. C	22. E	23. C	24. B
25. E	26. E	27. D	28. B
29. D	30. A	31. A	32. C
33. E	34. E	35. A	36. C
37. B	38. C	39. B	40. D
41. A	42. A		

二、多项选择题

1. ABCDE	2. ABC	3. ABCDE
4. ABC	5. AB	6. BC
7. ABCD	8. ABC	9. ABCDE
10. BC	11. AD	12. BD
13. BDE	14. ABCD	15. ABCD
16. ABCD	17. ABCD	
18. ABCDE	19. ABCDE	
20. ABCDE	21. ACDE	
22. ABD	23. ABCD	24. ACD
25. BC	26. AC	27. ACD
28. ABCDE	29. BD	30. ABCDE
31. ABCDE	32. ABCD	33. AB
34. AD	35. ACE	36. AD

37. ABCD　　38. AE　　39. AC
40. ABCD　　41. ABC

三、填空题

1. 慢性支气管炎　肺气肿　支气管哮喘　支气管扩张

2. 咳嗽　咳大量脓痰　反复咯血

3. 充血水肿期　红色肝样变期　灰色肝样变期　溶解消散期

4. 中毒性休克　肺脓肿及脓胸　败血症　肺肉质变

5. 小叶中央型　小叶周围型　全小叶型

6. 高血钾症　低氯血症

7. 弥散膜面积减少　弥散膜厚度增加　弥散时间缩短

四、问答题

1. 慢性支气管炎的镜下病变特点为：①黏膜上皮损伤。纤毛粘连、倒伏、脱失，上皮胞变性、坏死、脱落，杯状细胞增生，鳞状上皮化生。②腺体增生肥大，浆液腺黏液化。③慢性炎性渗出。支气管壁充血水肿，淋巴细胞、浆细胞浸润。④平滑肌、软骨损伤。肌束断裂、萎缩、骨化，喘息者可增生肥大。

2. 肺气肿的肉眼病变特点为：肺体积膨大，边缘钝圆，色灰白，肺组织柔软缺少弹性，指压后遗留压迹，可见扩大的肺泡囊腔。

3. 小叶性肺炎的病理改变为：①肉眼观察：两肺各叶可见散在多发性灰黄色实变病灶，以下叶及背侧为严重，病灶大小不一。切面灰黄色，质较实，边缘不规则，病灶常可见1～2个细支气管断面，挤压时有脓样物溢出。②镜下：病变特点为以小叶为单位，以细支气管为中心的肺组织化脓性炎症。病灶中央或周边常有一病变的细支气管黏膜充血、水肿并有大量中性粒细胞浸润，管腔内充满中性粒细胞以及脱落崩解的黏膜上皮细胞。

4. 大叶性肺炎的病理分四期：充血水肿期、红色肝样变期、灰色肝样变期、溶解消散期。

5. 大叶性肺炎灰色肝样变期的病理变化为：①肉眼观察：病变肺叶仍肿胀，但充血消退，病变区由暗红转为灰白色，切面干燥，颗粒状，质实如肝。②镜下：肺泡腔内纤维素性渗出物继续增多，肺泡腔的内压增高，压迫肺泡壁毛细血管，病变肺组织呈贫血状态。肺泡腔内红细胞逐渐被巨噬细胞吞噬而消失，但仍充满纤维素和大量中性粒细胞。

6. 大叶性肺炎红色肝样变期的病理变化为：①肉眼观察：病变肺叶肿胀，重量增加，色暗红，质地变实如肝，切面呈粗颗粒状，相应部位之胸膜面有纤维素性渗出物被覆（纤维素性胸膜炎）。②镜下：肺泡壁毛细血管仍扩张充血，肺泡腔充满大量连接呈网状的纤维素和红细胞，并有一定数量的中性粒细胞和少量巨噬细胞。有的纤维素可穿过肺泡间孔与相邻肺泡中的纤维素相连接。③临床表现：发热、畏寒、胸痛、咳铁锈色痰。

7. 本病属大叶性肺炎红色肝样变期。其病理变化为：①肉眼观察：病变肺叶肿大，呈暗红色，质地变实似肝，切面灰红，故称红色肝样变期。②镜下：肺泡壁毛细血管仍扩张充血，肺泡腔内充满大量连接呈网状的纤维素和红细胞，并有一定数量的中性粒细胞和少量巨噬细胞。有的纤维素可穿过肺泡间孔与相邻肺泡中的纤维素相连接。

8. 呼吸衰竭的发病机制有：

（1）肺通气功能障碍：①限制性通气不足；②阻塞性通气不足。

（2）弥散障碍：①肺泡膜面积减少；②肺泡膜厚度增加；③弥散时间缩短。

(3) 肺通气-血流比例失调：①部分肺泡通气不足，导致功能性分流；②部分肺泡血流不足，导致死腔样通气；③解剖分流增加，导致真性分流。

9. 肺泡通气血流比例失调引起呼吸衰竭的三种表现形式为：

(1) 慢阻肺、肺实变、肺纤维化和肺不张、肺水肿等疾病引起部分肺泡通气不足，但血流量并不相应减少，使 V/Q 降低，导致流经该处的静脉血未获充分氧合便掺入动脉血内，称功能性分流，又称静脉血掺杂。

(2) 肺动脉栓塞、DIC、肺动脉炎、肺毛细血管床减少等可使部分肺泡血流少而通气多，V/Q 显著高于正常，肺泡通气不能充分被利用，称为"死腔样通气"。

(3) 先天性 A-V 瘘、肺内 A-V 短路或支气管扩张症使解剖分流异常增多。

10. 慢性肺源性心脏病的病因与发病机制为：

(1) 肺疾病：慢支、肺气肿、支气管哮喘、支气管扩张、肺尘埃沉着症、慢性纤维空洞型肺结核等疾病引起阻塞性通气障碍引起缺氧。缺氧可引起肺小动脉痉挛，还能导致肺血管构型改建，使肺小动脉中膜增厚，无肌细型动脉肌化，管腔狭窄；同时，还使肺毛细血管床及血管数量减少，从而进一步引起肺循环阻力增加和肺动脉高压，导致右心室肥大，扩张。

(2) 严重的脊柱畸形、类风湿性关节炎、胸膜广泛粘连及胸廓形成术后造成的严重胸廓或脊椎畸形，均可导致胸廓运动障碍。不仅进一步引起限制性通气障碍，还可压迫肺部造成较大的肺血管受压扭曲、肺萎陷，导致肺循环阻力增加引起肺心病。

(3) 肺血管疾病，如原发性肺动脉高压症、广泛或反复发作的多发性肺小动脉栓塞及肺小动脉炎等，均可引起肺动脉高压而引起肺心病。

（钟子健）

第十七章　消化系统疾病

目的要求

1. 掌握消化性溃疡的病理变化，病毒性肝炎的基本病变，肝硬化的概念、病理变化及临床病理联系，肝性脑病的概念。

2. 熟悉消化性溃疡的结局和并发症，病毒性肝炎的临床病理类型，肝性脑病的发病机制。

3. 了解慢性胃炎的病理变化，消化性溃疡的病因，消化系统常见恶性肿瘤。

重点难点分析

胃炎是指胃黏膜的炎症性疾病，可分为急性胃炎和慢性胃炎。慢性胃炎分为慢性浅表性胃炎、慢性萎缩性胃炎、慢性肥厚性胃炎、疣状胃炎。其中，慢性浅表性胃炎、慢性萎缩性胃炎是本章的重点内容。

溃疡病是临床常见病、多发病之一，胃及十二指肠溃疡均有其好发部位，应掌握胃溃疡病的肉眼改变及溃疡病镜下的四层结构，从黏膜开始依次分为渗出层、坏死层、肉芽组织层、瘢痕层。胃溃疡的并发症可见出血、穿孔、幽门狭窄、癌变。十二指肠溃疡一般不癌变。

病毒性肝炎为炎性疾病，病变由变质、渗出、增生三种炎症的基本病变交织组成，而以肝细胞的变质性改变为主，病毒性肝炎归为变质性炎（其病理改变要求掌握），同时伴有不同程度的炎性细胞浸润、肝细胞再生和纤维组织增生。

各型肝炎均有其各自的病理变化特点及相应的临床表现。各临床类型的病理变化特点是需要重点掌握的内容，急性（普通型）肝炎主要以肝细胞的变性为主，慢性（普通型）肝炎则有较明显的渗出和增生，急性（重型）肝炎则以肝细胞坏死为主。

肝硬化的概念和肝硬化的病理改变及病理与临床的联系是本章的学习重点之一，肝硬化主要是各种原因引起的弥漫性肝细胞损伤及炎症刺激引起的反应性的纤维组织增生和肝细胞再生所致。病理改变是纤维组织增生分割正常肝小叶形成假小叶。假小叶的镜下特点需要重点掌握，特别应结合临床表现，解释病理变化与临床表现的联系。

消化系统常见的恶性肿瘤有食管癌、胃癌、原发性肝癌、大肠癌。

肝性脑病是由于严重肝脏疾患导致肝功能衰竭而继发产生的一种神经精神综合征。肝性脑病的发生机制是本章的学习重点之一。目前认为肝性脑病的发生机制主要有以下几种学说：氨中毒学说、假性神经递质学说、血浆氨基酸失衡学说、γ-氨基丁酸学说。其中，氨中毒和假性神经递质引起肝性脑病的发生机制是要求重点掌握的内容。

名词解释

1. 慢性萎缩性胃炎：胃黏膜的慢性炎症性病变具有胃黏膜萎缩变薄、腺体减少甚至消失、常伴有肠上皮化生的病变特点。

2. 消化性溃疡：是以胃或十二指肠黏膜形成慢性溃疡为特征的一种常见病，其发生和发展与胃液的自我消化作用有关。

3. 肝硬化：是一种常见的慢性、进行性、弥漫性肝病，可由多种原因引起。肝细胞广泛变性坏死，继而出现纤维组织增生和肝细胞结节状再生，三种病变反复交错进行，结果肝小叶结构和血液循环逐渐被破坏改建，使肝脏变形、变硬而形成肝硬化。

4. 肠上皮化生：指病变区胃黏膜上皮被肠型腺上皮替代，出现吸收上皮细胞、杯状细胞及潘氏细胞，多见于慢性萎缩性胃炎。

5. 病毒性肝炎：指由肝炎病毒引起的以肝实质细胞变性坏死为主要病变的传染病。

6. 碎片状坏死：指坏死的肝细胞呈带片状或灶状连接的坏死，常见于肝小叶周边的肝细胞界板，呈虫蚀状缺损，常见于慢性肝炎。

7. 桥接坏死：肝细胞呈带状融合性坏死，坏死带常出现于小叶中央静脉与汇管区之间或两个小叶中央静脉之间及两个汇管区之间。坏死处伴有肝细胞不规则再生及纤维组织增生，后期则成为纤维间隔而分割小叶结构。常见于中、重度慢性肝炎。

8. 急性黄色肝萎缩：指急性重型肝炎时由于肝细胞坏死后毛细胆管内胆汁流出，使组织染成黄色，切面呈黄色或黄褐色，故又称急性黄色肝萎缩。

9. 小肝癌：也称早期肝癌，是指单个癌结节直径在 3 cm 以下或瘤结节数目不超过 2 个，其直径的总和在 3 cm 以下。患者常无临床症状，而血清 AFP 可呈阳性。

10. 门脉高压症：指肝硬化时，门静脉压力增高而引起的一系列临床表现，如脾肿大、胃肠道淤血、腹水、侧支循环形成等。

11. 肝性脑病：指严重肝脏疾病发生肝功能衰竭时所继发的一种以神经、精神症状为主要表现的综合征。

12. 假小叶：肝硬化时，肝内广泛的结缔组织增生，肝小叶正常结构被破坏，肝实质被增生的纤维组织分割包绕成为大小不一、圆形或椭圆形的肝细胞团，称为假小叶。

13. 嗜酸性小体：由于单个或几个肝细胞凋亡，肝细胞胞浆水分脱失浓缩，胞核浓缩甚至消失，整个肝细胞变成深红色均一浓染的圆形小体，称为嗜酸性小体。

14. 假幽门腺化生：在胃底和胃体部可见腺体的壁细胞和主细胞消失，为类似幽门腺的黏液分泌细胞所取代，称为假幽门腺化生。

15. 门－体分流：肝硬变门脉高压时，侧支循环形成，部分门静脉血流不经肝脏直接进入体循环，称为门－体分流。

16. 假性神经递质：指苯乙醇胺和羟苯乙醇胺因其化学结构与正常神经递质非常相似，当其增多时可取代正常的神经递质而发挥作用，但其生物活性远较正常递质弱，导致神经传导功能发生障碍。

习题

一、单项选择题

1. 最常见的一种肝硬变是（　　）。

A. 门脉性肝硬变

B. 坏死后性肝硬变

C. 胆汁性肝硬变

D. 淤血性肝硬变

E. 寄生虫性肝硬变

2. 病毒性肝炎病变性质属于（　　）。

A. 变质性炎

B. 增生性炎

C. 纤维素性炎

D. 化脓性炎

E. 出血性炎

3. 关于十二指肠溃疡，下列描述哪项是错误的？（　　）

A. 比胃溃疡浅

B. 比胃溃疡小

C. 直径多在 1 cm 以内

D. 比胃溃疡易癌变

E. 多发生在十二指肠球部

4. 一中年妇女，双侧卵巢肿大，组织切片发现在卵巢的纤维组织中弥漫散在印戒状的癌细胞，本例卵巢肿瘤为转移性癌，原发肿瘤最可能的部位是在（　　）。

A. 胰腺

B. 肝脏

C. 结肠

D. 胃

E. 肾

5. B 型萎缩性胃炎的特点是（　　）。

A. 胃体弥漫性病变

B. 胃分泌功能严重损害，维生素 B_{12} 吸收障碍

C. 血清胃壁细胞抗体阳性

D. 常伴有恶性贫血

E. 病变主要在胃窦部，与幽门螺杆菌感染有关

6. 我国门脉性肝硬变最常见的原因（　　）。

A. 慢性酒精中毒

B. 营养缺乏

C. 毒性物质

D. 病毒性肝炎

E. 药物中毒

7. 关于慢性萎缩性胃炎的镜下改变，下列描述哪项是错误的？（　　）

A. 病变区腺上皮萎缩，腺体缩小

B. 在幽门病变区，幽门腺萎缩甚至消失

C. 病变区有淋巴细胞浆细胞浸润

D. 病变仅限于黏膜浅层

E. 在胃底或胃体部病变，壁细胞减少或消失

8. 下列哪项与溃疡病的发生无关？（　　）

A. 胃液的消化作用

B. 交感神经过度兴奋

C. 胆汁返流入胃

D. 应激、心理因素及遗传因素

E. 幽门螺杆菌感染

9. 胃及十二指肠溃疡病的病理改变可分为四层，由浅到深可分为（　　）。

A. 坏死层、渗出层、肉芽组织层、瘢痕组织层

B. 渗出层、坏死层、瘢痕组织层、肉芽组织层

C. 渗出层、坏死层、肉芽组织层、瘢痕组织层

D. 坏死层、肉芽组织层、渗出层、瘢痕组织层

E. 以上都不是

10. 下列哪项是肝硬化的典型病理改变？（　　）

A. 纤维组织增生

B. 细胞变性坏死

C. 不同程度的炎细胞浸润

D. 假小叶形成

E. 呈小胆管样结构的新生肝细胞

11. 上消化道出血诱发肝性脑病的主要机制是（　　）。

A. 引起失血性休克

B. 肠道细菌作用下产生氨

C. 脑组织缺血缺氧

D. 血液苯乙胺和酪胺增加

E. 血液羟苯乙胺增加

12. 十二指肠溃疡最可能发生的部位是（　　）。
   A. 胃小弯近幽门部
   B. 幽门
   C. 十二指肠升部
   D. 十二指肠球部
   E. 胃底

13. 肠上皮化生常见于（　　）。
   A. 急性胃炎
   B. 十二指肠溃疡
   C. 慢性肠血吸虫病
   D. 慢性萎缩性胃炎
   E. 溃疡性结肠炎

14. "胆汁湖"可见于（　　）。
   A. 酒精性肝硬变
   B. 肝炎后性肝硬变
   C. 血吸虫性肝硬变
   D. 淤血性肝硬变
   E. 胆汁性肝硬变

15. 胃溃疡病变最常见于（　　）。
   A. 胃前壁
   B. 胃后壁
   C. 胃大弯及胃底
   D. 胃小弯近贲门处
   E. 胃小弯近幽门处

16. 胃溃疡的合并症最常见的是（　　）。
   A. 狭窄
   B. 穿孔
   C. 出血
   D. 癌变
   E. 粘连

17. 镜下见大片肝细胞坏死，肝细胞结节状再生及结缔组织增生，应诊断为（　　）。
   A. 急性（普通型）肝炎
   B. 急性重型肝炎
   C. 亚急性重型肝炎
   D. 轻度肝炎
   E. 中度肝炎

18. 十二指肠溃疡主要表现为（　　）。
   A. 溃疡位置多为十二指肠降部
   B. 溃疡大小多为 1 cm 以上
   C. 前壁之溃疡易出血
   D. 后壁之溃疡易穿孔
   E. 以上都不是

19. 肝细胞变性广泛，坏死轻微，常见于哪一型肝炎？（　　）
   A. 急性（普通型）肝炎
   B. 无症状病毒携带者
   C. 轻度慢性肝炎
   D. 重度慢性肝炎
   E. 重型肝炎

20. 下列哪些不是假小叶的特点？（　　）
   A. 假小叶中肝细胞索排列紊乱
   B. 有时汇管区也在假小叶内
   C. 假小叶的肝细胞可有不同程度的脂肪变性和坏死
   D. 假小叶内不出现再生的肝细胞
   E. 中央静脉可缺如

21. 肝细胞呈碎片状坏死或形成桥接坏死主要见于（　　）。
   A. 急性重型肝炎
   B. 亚急性重型肝炎
   C. 轻度慢性肝炎
   D. 重度慢性肝炎
   E. 急性普通型肝炎

22. 急性重型肝炎发生在下列哪种情况？（　　）
   A. 机体免疫反应过强，感染病毒少，毒力弱
   B. 机体免疫缺陷，缺乏有效的免疫反应
   C. 机体免疫反应弱，仅能杀灭和破坏一部分病毒

D. 机体免疫反应过强，感染病毒多，毒力强

E. 机体免疫反应弱，感染病毒少，毒力弱

23. 下列哪些不是肝硬变的特点？（　　）

A. 肝的体积缩小

B. 肝的重量减轻

C. 质地变硬

D. 表面和切面均呈结节状

E. 质地变软

24. 关于肝硬化腹水的生成，下列哪项描述是错误的？（　　）

A. 肝内结缔组织增生使肝静脉受压

B. 肝窦内压升高

C. 肝细胞合成蛋白功能低下

D. 抗利尿激素、醛固酮在血内水平增高

E. 门静脉高压

25. 关于肝功能不全的临床表现，下列哪项是错误的？（　　）

A. 男性睾丸肥大

B. 蜘蛛状血管痣

C. 出血倾向

D. 黄疸

E. 血浆白蛋白减少

26. 下列哪项不是急性肝功能衰竭的病因？（　　）

A. 暴发性肝炎

B. 药物性因素

C. 妊娠期脂肪肝

D. 中毒性因素

E. 肝癌

27. 肝性脑病的正确概念是（　　）。

A. 肝脏疾病并发脑部疾病

B. 肝功能衰竭并发脑水肿

C. 肝功能衰竭所致的昏迷

D. 肝功能衰竭所致的精神紊乱性疾病

E. 严重肝脏疾病发生肝功能衰竭时所继发的一种精神神经综合征

28. 严重肝脏病变时氨清除不足的主要原因是（　　）。

A. 谷氨酰胺合成障碍

B. 尿素合成障碍

C. 不能以酰胺形式储存于肾小管上皮细胞内

D. 谷氨酸合成障碍

E. 丙氨酸合成障碍

29. 肝性脑病的假性神经递质学说中的假性神经递质是指（　　）。

A. 苯乙胺和酪胺

B. 苯乙胺和苯乙醇胺

C. 酪胺和羟苯乙醇胺

D. 多巴胺和苯乙醇胺

E. 苯乙醇胺和羟苯乙醇胺

30. 肝性脑病患者血清中支链氨基酸浓度降低的机制是（　　）。

A. 支链氨基酸合成蛋白质

B. 支链氨基酸经肠道排出

C. 支链氨基酸由肾脏排出

D. 肌肉等组织摄取、分解、利用支链氨基酸增多

E. 支链氨基酸进入中枢神经系统

31. 下列哪种症状是十二指肠溃疡病的典型表现？（　　）

A. 进食后马上呕吐

B. 疼痛与进食脂肪有关

C. 进食后疼痛可缓解

D. 左上腹钝性疼痛

E. 右上腹痉挛性疼痛

32. 溃疡病穿孔的最严重后果是（　　）。

A. 穿孔后引起急性弥漫性腹膜炎

B. 穿孔后不与腹腔相通而进入邻近器官

C. 穿孔后引起胃和十二指肠周围脓肿形成

D. 穿孔后引起小网膜急性炎症

E. 穿孔后引起肠粘连

33. 下列哪项除外，均为胃溃疡病的肉眼病变特点？（　　）

A. 溃疡通常只有一个

B. 圆形或椭圆形

C. 直径一般大于 2 cm

D. 深达肌层或浆膜层

E. 溃疡边缘整齐，底部干净、光滑

34. 溃疡病癌变多见于（　　）。

A. 胃溃疡病

B. 十二指肠溃疡病

C. 十二指肠溃疡及胃溃疡同时或先后都癌变

D. 十二指肠溃疡合并出血

E. 以上均不是

35. 下列哪项除外，均为晚期门静脉高压症的体征？（　　）

A. 脾肿大

B. 黄疸

C. 腹水

D. 胃肠道淤血

E. 侧支循环形成

36. 氨中毒患者脑内能量产生减少的主要机理是（　　）。

A. 酵解过程障碍

B. 脂肪氧化障碍

C. 酮体利用障碍

D. 三羧酸循环障碍

E. 磷酸肌酸分解障碍

37. 正常人体血氨的主要来源是（　　）。

A. 血内尿素进入肠腔分解产氨

B. 肾小管上皮细胞产生氨

C. 蛋白质食物在肠道内分解产氨

D. 人体组织蛋白分解产氨

E. 肌肉活动产氨

38. 血氨增高引起肝性脑病的机制（　　）。

A. 影响大脑皮质的兴奋传导过程

B. 使乙酰胆碱产生过多

C. 干扰大脑能量代谢

D. 使脑干网状结构不能正常活动

E. 使去甲肾上腺素作用减弱

39. 假神经递质的毒性作用是（　　）。

A. 对抗乙酰胆碱

B. 干扰去甲肾上腺素和多巴胺的功能

C. 阻碍三羧酸循环

D. 抑制糖酵解

E. 引起碱中毒

40. 关于急性（普通型）肝炎的描述，下列哪项是错误的？（　　）

A. 肝窦枯否细胞增生

B. 肝细胞再生

C. 肝细胞气球样变

D. 肝细胞桥接坏死

E. 嗜酸性变及嗜酸性小体

二、多项选择题

1. 慢性萎缩性胃炎的病变特点为（　　）。

A. 胃黏膜萎缩变薄

B. 炎症限于浅层

C. 胃黏膜变厚

D. 腺体减少甚至消失

E. 胃黏膜可见疣状赘生物

2. 肝性脑病的诱发因素有（　　）。

A. 氮负荷增加

B. 镇静药等对肝的损伤

C. 感染

D. 输血

E. 腹腔大量放液

3. 胃溃疡的特点有（　　　　）。
   A. 溃疡边缘整齐，如刀割状
   B. 多位于胃小弯近幽门处
   C. 溃疡较浅
   D. 直径多大于2 cm
   E. 溃疡周围呈星芒状
4. 下列哪些不是溃疡病的并发症？（　　　　）
   A. 出血
   B. 空洞
   C. 化脓
   D. 穿孔
   E. 癌变
5. 下列哪些是重度慢性肝炎的病变特点？（　　　　）
   A. 肝表面呈颗粒状
   B. 肝细胞不规则再生
   C. 大范围桥接坏死
   D. 重度碎片样坏死
   E. 有自身免疫现象
6. 病毒性肝炎内浸润的炎症细胞有（　　　　）。
   A. 淋巴细胞
   B. 单核细胞
   C. 中性粒细胞
   D. 肥大细胞
   E. 浆细胞
7. 门脉性肝硬变的病变特点为（　　　　）。
   A. 小结节
   B. 粗大结节
   C. 门脉高压症明显
   D. 有"槟榔肝"之特征
   E. 肝呈深绿色
8. 下列哪些属于病毒性肝炎的增生性病变（　　　　）。
   A. 库普弗细胞增生
   B. 肝星形细胞增生
   C. 成纤维细胞增生
   D. 肝细胞再生
   E. 小胆管增生
9. 原发性肝癌肉眼可以分为（　　　　）。
   A. 巨块型
   B. 多结节型
   C. 弥漫型
   D. 髓样型
   E. 溃疡型
10. 氨基酸代谢失衡学说主要是指（　　　　）。
    A. 支链氨基酸减少
    B. 芳香族氨基酸减少
    C. 支链氨基酸增加
    D. 芳香族氨基酸增加
    E. 短链脂肪酸增加
11. 假性神经递质的毒性作用主要是（　　　　）。
    A. 对抗乙酰胆碱
    B. 干扰多巴胺的功能
    C. 干扰三羧酸循环
    D. 抑制糖酵解
    E. 干扰去甲肾上腺素的功能
12. 慢性萎缩性胃炎的病理特点是（　　　　）。
    A. 腺体变小，并可有囊性扩张
    B. 肠上皮化生
    C. 黏膜固有层有淋巴细胞、浆细胞浸润
    D. 腺体壁细胞和主细胞消失
    E. 腺体绝对数量减少
13. 与胃癌发生有关的因素有（　　　　）。
    A. 慢性胃炎时胃黏膜重度不典型增生
    B. 胃溃疡
    C. 饮食习惯

D. 肠上皮化生

E. 黄曲霉毒素

14. 胃溃疡的临床表现有（　　）。

A. 周期性上腹痛

B. 返酸

C. 嗳气

D. 呕吐

E. 便秘

15. 食管癌的组织学分型包括（　　）。

A. 腺癌

B. 鳞状细胞癌

C. 小细胞癌

D. 腺鳞癌

E. 透明细胞癌

16. 下列哪项不是判断早期胃癌的标准？（　　）

A. 面积大小

B. 淋巴结转移

C. 深度

D. 宽度

E. 溃疡

17. 门脉性肝硬变假小叶的镜下特点为（　　）。

A. 假小叶为大小不等、圆形或椭圆形的肝细胞团

B. 肝细胞索排列紊乱

C. 小叶内无细胞水肿或脂肪变

D. 假小叶内可有汇管区

E. 中央静脉缺如、偏位或有两个以上

18. 氨中毒使脑组织能量代谢障碍的机制是（　　）。

A. a-酮戊二酸减少

B. 还原型辅酶Ⅰ（NADH）消耗过多

C. ATP消耗过多

D. 去甲肾上腺素减少

E. 血浆支链氨基酸水平降低

19. 肝硬变时产生门静脉高压症的原因是（　　）。

A. 肝硬变时肝小叶纤维化，中央静脉及肝窦内腔闭塞

B. 肝动脉分支和门静脉分支吻合

C. 小叶下静脉受压

D. 肝静脉和门静脉的分支吻合

E. 肿瘤压迫

20. 肝硬变的主要临床表现可有（　　）。

A. 肝掌

B. 男性乳腺发育

C. 黄疸

D. 食管静脉曲张

E. 腹水

21. 门静脉高压时侧支循环的吻合支曲张可有（　　）。

A. 食管下静脉曲张

B. 直肠静脉曲张

C. 腹壁静脉曲张

D. 阴部静脉曲张

E. 胸壁静脉曲张

22. 大肠癌常见的临床表现有（　　）。

A. 贫血

B. 便血

C. 大便习惯改变

D. 左下腹包块

E. 低位性肠梗阻

23. 急性重型肝炎的特点是（　　）。

A. 肝脏明显缩小、被膜皱缩

B. 肝细胞无明显再生

C. 起病急、病程短、病情凶险

D. 肝质地柔软，呈黄色或褐红色

E. 肝细胞大片坏死、呈一片荒芜

24. 肝性脑病患者可以出现（　　）。
   A. 意识淡漠，烦躁不安
   B. 嗜睡，昏迷
   C. 血尿
   D. 定时、定向障碍
   E. 运动不协调，扑翼样震颤

25. 肝硬变腹水的发生与下列哪些因素有关？（　　）
   A. 糖尿
   B. 低蛋白血症
   C. 醛固酮减少
   D. 门脉高压
   E. 肝窦内压力增高

26. 我国门脉性肝硬变的常见原因有（　　）。
   A. 病毒性肝炎
   B. 慢性乙醇中毒
   C. 营养缺乏
   D. 化学毒物
   E. 慢性充血性心力衰竭

三、填空题

1. 组织学上，慢性胃炎通常被分为_____、_____、_____、_____四类。

2. 慢性胃炎的胃黏膜常出现的两种化生为_____和_____。

3. 胃溃疡底部从浅层到深层分四层：_____、_____、_____、_____。

4. 胃溃疡的溃疡病变常位于_____，十二指肠的溃疡病变常位于_____。

5. 肝硬化时，门静脉血液回流受阻，侧支循环开放，临床上比较重要的侧支循环有三组：_____、_____、_____。

6. 门脉性肝硬化晚期患者，如饮食不当，可能会引起_____破裂而发生致命性大出血。

7. 门脉性肝硬化患者，由于脾功能亢进，可引起血液中_____、_____和_____的减少。

8. 肝性脑病发病机制的主要学说有_____、_____、_____和_____。

9. 肝硬变门脉高压症的表现有：_____、_____、_____、_____。

10. 慢性萎缩性胃炎的病变特点是_____，常伴有_____。

11. 乙型肝炎病毒携带者和慢性持续性肝炎患者，由于肝细胞胞浆内含有大量_____物质，在光镜下HE染色可见胞浆中充满淡伊红色细颗粒状，_____，似毛玻璃样，称毛玻璃样肝细胞。

12. γ-氨基丁酸是一种_____神经递质，谷氨酸是_____神经递质。

13. 氨基酸代谢失衡学说主要指_____、_____。

14. 急性病毒性肝炎临床上根据有无黄疸可分为_____和_____两种。

15. 病毒性肝炎的发病机制中，在免疫功能缺陷的机体，病毒在肝细胞内持续复制，则成为_____。

16. 肝硬变按其病因、病变、临床表现的综合分类法可分为_____、_____、_____、_____、_____。

17. 急性胃炎可分为_____、_____、_____、_____。

四、问答题

1. 简述慢性萎缩性胃炎的病理特点。
2. 简述溃疡病好发部位、病理变化及并发症。
3. 试述门脉性肝硬化的病理变化及临床病理联系。
4. 简述乙型肝炎的发病机理。
5. 病毒性肝炎的临床病理类型有哪几种？简述其病变特点及结局。
6. 试述肝硬化门脉高压的发生机制。
7. 试述肝硬化晚期腹水形成的机制。
8. 以假性神经递质学说解释肝性脑病的发病机制。
9. 门脉性肝硬化的结局如何？
10. 简述肝硬化时肝功能不全的临床表现。
11. 试述肝性脑病的氨中毒学说。

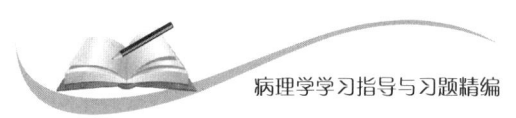

一、单项选择题

1. A   2. A   3. D   4. D
5. E   6. D   7. D   8. B
9. C   10. D   11. B   12. D
13. D   14. E   15. E   16. C
17. C   18. E   19. A   20. D
21. D   22. D   23. E   24. A
25. A   26. E   27. E   28. B
29. E   30. D   31. C   32. A
33. C   34. A   35. B   36. D
37. C   38. C   39. B   40. D

二、多项选择题

1. AD   2. ABCDE   3. ABE
4. BC   5. ABCD   6. ABCE
7. AC   8. ABCDE   9. ABC
10. AD   11. BE   12. ABCDE
13. ABCDE   14. ABCD   15. ABCD
16. ABDE   17. ABDE   18. ABC
19. ABC   20. ABCDE   21. ABCE
22. ABCDE   23. ABCDE   24. ABDE
25. BDE   26. ABCD

三、填空题

1. 慢性浅表性胃炎 慢性萎缩性胃炎 慢性肥厚性胃炎 疣状胃炎
2. 肠上皮化生 假幽门腺化生
3. 渗出层 坏死层 肉芽组织层 瘢痕层
4. 胃小弯近幽门部 十二指肠球部
5. 食管下段静脉曲张 直肠静脉曲张 脐周静脉曲张
6. 食管下段静脉
7. 红细胞 白细胞 血小板
8. 氨中毒学说 假性神经递质学说 血浆氨基酸失衡学说 γ-氨基丁酸学说
9. 脾肿大 消化功能紊乱 腹水 侧支循环形成
10. 胃黏膜固有腺体萎缩 肠上皮化生
11. 乙型肝炎表面抗原阳性 不透明
12. 抑制性 兴奋性
13. 支链氨基酸减少 芳香族氨基酸增高
14. 黄疸型 无黄疸型
15. 无症状的病毒携带者
16. 门脉性肝硬变 坏死后性肝硬变 胆汁性肝硬变 淤血性肝硬变 寄生虫性肝变 色素性肝硬化
17. 急性刺激性胃炎 急性出血性胃炎 腐蚀性胃炎 急性感染性胃炎

四、问答题

1. 慢性萎缩胃炎的病理特点为：

（1）胃镜下：病变区胃黏膜薄而平滑，皱襞变平或消失，表面呈细颗粒状，与周围黏膜界限明显。黏膜由正常的橘红色变为灰白色或灰黄色，黏膜下小血管清晰可见。

（2）光镜下：①在黏膜全层内有不同程度的淋巴细胞和浆细胞浸润，并常形成淋巴滤泡。②胃固有腺体萎缩，腺体变小并有囊性扩张，腺体数量减少或消失。③常出现肠上皮化生和假幽门腺化生，以肠上皮化生多见。

2.（1）溃疡病的好发部位：胃溃疡多发生于胃小弯近幽门处，约75%的分布在胃窦部。十二指肠溃疡多发生在十二指肠球部前壁或后壁。

（2）溃疡病的病理变化：①肉眼观察：胃溃疡多为圆形或椭圆形，直径多在2.5 cm以内，溃疡边缘整齐，如刀割状。溃疡底部平坦而干净，或覆有薄层渗出、坏死物。溃疡深者可达肌层或者浆膜层，溃疡周围因瘢痕呈星芒状。十二指肠球溃疡较浅，直径多在1 cm以内。②镜下：可见胃溃疡底部大致可分为四层，即渗出层、坏死层、肉芽组织层、瘢痕层。十二指肠较小、较浅，直径多在1 cm以内。

（3）胃溃疡的并发症：出血、穿孔、幽门狭窄、癌变。十二指肠溃疡一般不癌变。

3.（1）肝硬化病理变化特点：①肉眼观察：早期体积正常或增大，质地正常或稍硬，以后缩小，重量减轻，表面和切面均有弥漫再生结节，结节或大或小，呈弥漫分布，黄褐色或黄绿色，结节之间有纤维组织间隔。②镜下：正常肝小叶结构破坏，假小叶形成。假小叶内可见肝细胞排列紊乱，中央静脉偏位或缺如，甚至有两个以上的中央静脉，肝细胞出现不同程度的脂肪变性或坏死，并见再生的肝细胞。假小叶周围有增生的纤维结缔组织包绕。

（2）临床病理联系：

1) 门脉高压症：①脾肿大；②胃肠淤血水肿；③腹水，约75%以上的患者发生，常为淡黄色澄清含有微量元素的漏出液；④侧支循环形成：食管静脉曲张、直肠静脉曲张、脐周静脉曲张。

2) 肝功能不全：①对激素灭活功能减弱，肝掌、蜘蛛痣；②蛋白合成障碍；③出血倾向；④肝内胆色素代谢障碍；⑤肝性脑病。

4. 乙型肝炎（HBV）的发病机理是：HBV主要是通过细胞免疫反应引起病变。HBV抗原在肝细胞内复制后，其中一部分结合于肝细胞膜，并在细胞表面表达部分抗原，这些病毒抗原作为靶抗原引起机体的免疫反应。致敏的T淋巴细胞与肝细胞表面的抗原结合，发挥淋巴细胞毒作用，溶解、破坏肝细胞膜及与其结合的病毒抗原。

5. 病毒性肝炎的临床病理类型及其特点、结局：

（1）急性（普通型）肝炎。镜下：见肝细胞广泛变性，但坏死较微。变性以肝细胞浆疏松化和气球样变最为突出，也常见嗜酸性变和嗜酸性小体。肉眼观察：肝脏体积增大，包膜紧张，表面轻度充血，颜色变红。

（2）慢性（普通型）肝炎。①轻度慢性肝炎：可见有点状坏死，偶见碎片状坏死，汇管区周围纤维增生，肝小叶结构完整。②中度慢性肝炎：可见灶状及带状坏死，中度碎片状坏死，并见桥接坏死，小叶内纤维间隔形成，肝小叶结构大部分保存。③重度慢性肝炎：可见坏死重、广泛，重度碎片状坏死，大范围桥接坏死，分割小叶纤维间隔，肝细胞不规则再生，晚期假小叶形成，表面不平呈细颗粒状，质地较硬，出现早期肝硬化，可转变为重型肝炎。

（3）重型肝炎。①急性重型肝炎。镜下：见肝实质迅速而广泛的坏死。坏死自各小叶的中心部开始，迅速向四周扩延，常波及整个小叶，仅有小叶周边部有少量变性肝细胞残留，坏死区毗连成片。肉眼观察：肝体积明显缩小，重量减轻，包膜皱缩，质地十分柔软。切面呈黄绿色。②亚急性重型肝炎。镜下：见既有肝细胞大片坏死，又有肝细胞结节状再生。肉眼观察：肝体积缩小，包膜皱缩，质地略硬，切面黄绿色，有散在岛屿状的再生结节。

6. 肝硬化门脉高压的发生机制：①假小叶压迫小叶下静脉，窦内血液不易排出（窦后阻塞）；②小叶中央纤维化、肝窦增厚、闭塞，减少了肝实质内血液的流通（窦内阻塞）；③肝内血管网破坏减少，增加了门脉回流阻力；④肝动脉和门静脉之间形成吻合支，压力高的肝动脉流入压力低的门静脉，阻碍门脉血液回流。

7. 肝硬化晚期腹水形成的机制：①门脉压升高，毛细血管压力高，管壁缺氧，通透性增加，水及电解质成分，血浆渗出；②肝合成白蛋白功能降低致低蛋白血症；③再生结节压迫肝窦或小叶纤维化致窦内压升高，使大量淋巴液形成，从肝包膜及淋巴管漏出，进入腹腔；④肝灭活激素水平下降，使醛固酮、抗利尿激素等增多，水钠潴留。

8. 假性神经递质引起肝性脑病的机制：①正常情况下，饮食中蛋白质所含的苯丙氨酸和酪氨酸，经肠黏膜吸收入血，经门静脉入肝，被单胺氧化酶分解破坏。当肝功能不全或有门–体分流时，这些生物胺可到达体循环被神经细胞摄取，经β-羟化酶作用转化为苯乙醇胺和羟苯乙醇胺。这两种化学物质与多巴胺和去甲肾上腺素结构相似，但其传递信息的生理功能远较正常神经递质为弱，故称为假性神经递质。②假性神经递质可取代正常神经递质被脑干网状结构中神经元所摄取、贮存和释放，但由于其生理效应弱，导致神经传导功能发生障碍，使脑干网状结构上行激动系统的唤醒功能不能维持，从而发生昏迷。

9. 门脉性肝硬化的结局：①早期如能消除致病因素，肝细胞可不再变性坏死，不但肝功能得到改善，有些病例肝内增生的纤维组织也能减少或消失。②肝硬变发展到一定程度时，经过积极治疗，病变不再发展。③到晚期由于肝功能衰竭，患者可因肝性脑病而死亡，也可因食管下端静脉丛曲张破裂大量出血，或合并肝癌或继发感染而死亡。

10. 肝硬化时肝功能不全的临床表现：①对激素灭活功能减弱：睾丸萎缩，男性乳腺发育，女性月经不调、不孕。②蛋白合成障碍：白/球比值下降或倒置。③出血倾向：鼻衄、牙龈出血、浆膜及黏膜出血、皮下瘀斑。④肝内胆色素代谢障碍：肝细胞性黄疸。⑤肝性脑病：最严重的合并症，常为肝硬化的死因之一。

11. 肝性脑病的氨中毒学说的基本内容如下：

血氨升高的原因：

（1）产氨增多。①肝硬化时门脉高压引起消化道黏膜淤血、水肿，食物的消化、吸收和排空障碍，使肠道内未经消化的蛋白质成分增多，致产氨增加。②严重肝病合并肾功能衰竭时，尿素由肾脏排出减少，血中尿素大量堆积，弥散入肠腔，经细菌分解后产氨增加。③肝性脑病早期，患者高度不安、躁动时肌肉活动增加，肌肉中腺苷酸分解增加，也使产氨增多。④肝硬化患者因食管下端静脉曲张破裂，致上消化道出血，血液蛋白质在肠道内细菌作用下可分解产生大量氨。

（2）氨清除不足。肝功能严重障碍

时，肝内 ATP 供应不足，且参与鸟氨酸循环的酶系统遭破坏，鸟氨酸循环障碍，尿素合成减少，氨清除不足，致血氨升高。

（3）门-体侧支循环的建立。肝硬化门脉高压时，门静脉与腔静脉的吻合支代偿扩张，使部分来自肠道吸收的氨，绕过肝脏而直接进入体循环，造成血氨进一步升高。

血氨对脑的毒性作用：

（1）干扰脑组织的能量代谢。脑组织能量来源主要依靠葡萄糖的生物氧化。血氨升高，进入脑内的氨从下列环节影响葡萄糖的氧化，干扰脑组织能量代谢。①氨与脑内 α-酮戊二酸结合形成谷氨酸，消耗 α-酮戊二酸，使三羧酸循环中断，ATP 生成减少。②谷氨酸形成过程中，消耗还原型辅酶Ⅰ（NADH），影响细胞呼吸链中氢的传递，导致 ATP 生成不足。③氨进一步与谷氨酸结合生成谷氨酰胺，又消耗大量 ATP。

（2）脑内神经递质发生改变。血氨升高可使脑内乙酰胆碱、谷氨酸等兴奋性神经递质减少，而 γ-氨基丁酸、谷氨酰胺等抑制性神经递质增多，使神经递质间的失平衡，导致中枢神经系统功能紊乱。

其发生机制是：①氨抑制丙酮酸脱羧酶的活性，阻碍丙酮酸的氧化脱羧过程，使乙酰辅酶 A 生成不足，乙酰胆碱的合成减少。②氨与谷氨酸结合成谷氨酰胺，使脑内谷氨酸减少，谷氨酰胺增多。③谷氨酸经谷氨酸脱羧酶脱羧生成 γ-氨基丁酸。由于谷氨酸含量下降，γ-氨基丁酸生成减少，患者出现躁动、精神错乱、抽搐或脑内兴奋症状。

（3）对神经细胞膜的抑制作用。氨与钾离子竞争通过细胞膜上的钠泵进入细胞内，造成细胞内钾离子减少，细胞缺钾。氨也可干扰神经细胞 Na^+-K^+-ATP 酶的活性，影响细胞内外 Na^+、K^+ 分布，从而影响膜电位和兴奋传导等功能活动。

（杜标炎）

第十八章 泌尿系统疾病

目的要求

1. 掌握各型肾小球肾炎的病理变化及临床病理联系，急、慢性肾功能衰竭的概念，急性肾功能衰竭的发病机制。
2. 熟悉肾小球肾炎的病因、发病机制，肾盂肾炎的概念、感染途径及病理变化，急、慢性肾功能衰竭的发病过程及功能代谢变化。
3. 了解尿毒症的概念，以及生殖系统的常见疾病。

重点难点分析

肾小球肾炎简称"肾炎"，是一种常见的肾脏疾患，主要损伤部位在肾小球，属于变态反应性炎性疾病。临床主要表现为尿液改变（血尿、蛋白尿、管型尿、尿量异常）、水肿、高血压等，是导致肾功能衰竭的最常见病因。其发病机制与免疫复合物的形成（循环免疫复合物、原位免疫复合物）及激活炎症介质的作用有关。

常见病理学类型中，毛细血管内增生性肾小球肾炎、新月体性肾小球肾炎、膜性肾小球肾炎和慢性硬化性肾小球肾炎为本章的学习重点，以上各型肾小球肾炎的病理变化与临床病理联系为重点学习环节。

毛细血管内增生性肾小球肾炎是以肾小球毛细血管内皮细胞和系膜细胞增生为特征，肉眼下可呈"大红肾"或"蚤咬肾"，是临床最常见的肾炎类型，多见于儿童。患者起病急，病因大多与链球菌感染有关，又称为急性链球菌感染后肾小球肾炎；其病变性质以肾小球弥漫性增生性炎为主，又称为急性弥漫性增生性肾小球肾炎。临床主要表现为急性肾炎综合征（尿变化，表现为少尿或无尿、蛋白尿、血尿和管型尿，水肿，高血压）。儿童患者大多预后良好。

新月体性肾小球肾炎是以肾球囊壁层上皮细胞增生形成新月体为特征，又称为毛细血管外增生性肾小球肾炎。临床上较为少见，多数原因不明，多见于中青年。患者起病急、病情重、进展快、预后差，临床上称为快速进行性肾小球肾炎。

膜性肾小球肾炎：以肾小球毛细血管基膜弥漫性增厚为特征，又因其肾小球的炎症性病变不明显而被称为膜性肾病，是临床上引起成人肾病综合征的最常见病理类型。肉眼观察可见双肾肿大、颜色苍白，称为"大白肾"；镜下可见钉突。临床病理表现主要为肾病综合征：大量蛋白尿、低蛋白血症、高度水肿、高脂血症。

慢性硬化性肾小球肾炎是以多数肾小球纤维化、玻璃样变性等硬化性病变为特征，是各种类型肾炎发展到晚期的共同表现，又称为硬化性肾炎或终末肾，是引起慢性肾功能衰竭的最常见病理类型。多见于成年人，病程长短不一，呈慢性进行性经过，预后差；其临床表现主要为慢性肾炎综合征。

肾盂肾炎的病变部位在肾盂黏膜和肾间质，病变的性质是化脓性炎，为肾脏最常见的感染性疾病。最常见的致病菌是大肠杆菌，上行性感染为最常见的感染途径，也可经由血行感染。尿路梗阻是其重要诱因，多见于女性，临床表现主要有发热、腰痛、脓尿、菌尿、血尿及膀胱刺激症状等。可分为急性和慢性两种类型。急性肾盂肾炎为肾盂黏膜和肾间质的化脓性炎，病灶分布不规则，可累及单侧或双侧肾脏。慢性肾盂肾炎是肾间质和肾盂的慢性炎症和纤维化、瘢痕形成，伴肾盂、肾盏变形等病变同时并存，病程长，常反复发作，预后不良。

急性肾功能衰竭是指各种原因引起肾脏泌尿功能在短期内急剧降低，引起机体内环境严重紊乱的急性病理过程，主要表现为少尿或无尿、氮质血症、高钾血症、代谢性酸中毒及水中毒。其病因有肾前因素、肾性因素和肾后因素。少尿型急性肾功能衰竭的发病机制应重点掌握，理解记忆。少尿发生机制的中心环节是肾小球滤过率（GFR）的降低，而导致 GFR 降低的原因有肾缺血、原尿回漏、肾小管阻塞三个因素。少尿型急性肾功能衰竭的发病过程可分为三期：少尿期、多尿期、恢复期。

慢性肾功能衰竭是指各种肾脏疾病晚期，由于肾单位的进行性破坏，残存肾单位不能充分排出代谢废物和维持内环境稳定，使体内发生代谢产物蓄积，水、电解质和酸碱平衡紊乱以及肾脏分泌功能障碍等一系列临床综合征。慢性肾功能衰竭的发病机制是本章的难点，根据病变的发展将其发病过程分为肾功能不全代偿期、肾功能不全失代偿期、肾功能衰竭期、尿毒症期，并以内生肌酐清除率作为评价肾功能的重要指标。其发生机制包括健存肾单位进行性减少、矫枉失衡、肾小球过度滤过。尿毒症是急慢性肾功能衰竭的终末阶段，患者体内大量代谢产物和毒性物质蓄积，水、电解质、酸碱平衡紊乱，内分泌失调，产生一系列全身中毒症状。其发病的关键与尿毒症毒素有关。

名词解释

1. 肾小球肾炎：简称为"肾炎"，是指以肾小球损害为主的超敏反应性炎性疾病，临床主要表现为血尿、蛋白尿、管型尿、尿量异常、水肿、高血压等。

2. 急性肾功能衰竭：指各种原因引起肾脏泌尿功能在短期内急剧降低，引起机体内环境严重紊乱的急性病理过程，主要表现为少尿或无尿、氮质血症、高钾血症、代谢性酸中毒及水中毒。

3. 慢性肾功能衰竭：指各种原发性或继发性慢性肾脏疾病晚期，由于肾单位进行性破坏，残存肾单位不能充分排出代谢废物和维持内环境稳定，使体内发生代谢产物蓄积，水、电解质和酸碱平衡紊乱以及肾脏内分泌功能障碍，出现一系列临床综合征的病理过程。

4. 尿毒症：指急性和慢性肾功能衰竭发展到最严重的阶段，由于肾单位大量破坏，使终末代谢产物和内源性毒性物质在体内蓄积、水和电解质和酸碱平衡紊乱、内分泌功能失调，从而引起一系列自体中毒症状。

5. 肾盂肾炎：指由细菌感染引起的，以肾盂和肾间质化脓性炎为特征的疾病。

6. 肾病综合征：是指一组临床症状，包括大量的蛋白尿、低蛋白血症、高脂血症和水肿。见于膜性肾小球肾炎和微小病变性肾小球肾炎。

7. 继发性颗粒固缩肾：慢性肾炎见两侧肾脏对称性缩小，表面呈弥漫性细颗粒状，肾切面皮髓质分界不清晰，小动脉壁增厚、变硬，血管断面呈哆开状，肾盂周围脂肪增多，慢性肾炎的大体改变被称为继发性颗粒固缩肾。

习题

一、单项选择题

1. 引起儿童肾病综合征的最常见肾小球疾病是（　　）。
   A. 微小病变性肾小球肾炎
   B. 新月体性肾炎
   C. IgA 肾病
   D. 局灶性节段性肾小球硬化
   E. 毛细血管内增生性肾小球肾炎

2. 肾病综合征的主要症状不含有（　　）。
   A. 蛋白尿
   B. 水肿
   C. 血尿
   D. 低蛋白血症
   E. 高血脂症

3. 新月体性肾小球肾炎的病变特点是（　　）。
   A. 肾小球系膜细胞大量增生
   B. 肾小球内皮细胞显著增生
   C. 肾小球球囊壁层上皮细胞增生
   D. 毛细血管基膜大量钉突形成
   E. 毛细血管壁增厚、呈双轨状

4. 毛细血管内增生性肾小球肾炎属于（　　）。
   A. 化脓性炎
   B. 出血性炎
   C. 增生性炎
   D. 纤维素性炎
   E. 肉芽肿性炎

5. 急性链球菌感染后肾小球肾炎指（　　）。
   A. 新月体性肾小球肾炎
   B. 膜性肾小球病
   C. 膜增性肾小球肾炎
   D. 微小病变性肾小球肾炎
   E. 毛细血管内增生性肾小球肾炎

6. 毛细血管内增生性肾小球肾炎的临床表现为（　　）。
   A. 急性肾炎综合征
   B. 慢性肾炎综合征
   C. 肾病综合征
   D. 隐匿性肾炎综合征
   E. 快速进行性肾炎综合征

7. 下列哪项不是慢性肾小球肾炎的临床表现？（　　）
   A. 多尿
   B. 夜尿
   C. 低钠
   D. 菌尿
   E. 代谢性酸中毒

8. 慢性肾盂肾炎的描述中，下列哪项是正确的？（　　）
   A. 双侧肾脏病变对称
   B. 肾表面出现不规则凹陷性瘢痕
   C. 最先引起肾小球功能受损
   D. 不引起肾功能不全
   E. 血行感染占多数

9. 急性肾盂肾炎的基本病变是（　　）。
   A. 增生性炎
   B. 化脓性炎
   C. 纤维素性炎
   D. 变质性炎
   E. 变态反应性炎

10. 引起急性肾盂肾炎最常见的致病菌是（　　）。
    A. 金黄色葡萄球菌
    B. 变形杆菌
    C. 大肠杆菌
    D. 产气荚膜梭菌
    E. 真菌

11. 下列哪项不是急性肾盂肾炎的临床表现？（　　）
    A. 发热

B. 腰痛

C. 脓尿

D. 菌尿

E. 夜尿

12. 关于慢性硬化性肾小球肾炎，下列描述错误的是（　　）。

A. 是肾炎反复发作长期持续性进行性破坏的结果

B. 全部肾小球发生硬化和玻璃样变

C. 肉眼表现为颗粒性固缩肾

D. 临床表现为慢性肾炎综合征

E. 本型肾炎病程较长

13. 肾盂肾炎最常见的感染途径是（　　）。

A. 血源性感染

B. 上行性感染

C. 外伤性感染

D. 医源性感染

E. 多途径感染

14. 慢性肾盂肾炎的镜下特点为（　　）。

A. 肾间质充血、水肿，大量中性粒细胞浸润

B. 肾小球壁层上皮细胞增生，新月体形成

C. 肾小球毛细血管壁增厚

D. 肾小球纤维化，玻璃样变

E. 肾间质、肾盂的慢性炎症和纤维化、瘢痕形成

15. 肾小球肾炎患者尿常规不应该查到（　　）。

A. 上皮细胞

B. 红细胞

C. 脓细胞

D. 蛋白质

E. 管型

16. 某5岁儿童，2周前患扁桃体炎，现已痊愈。目前患者疲倦，眼睑肿，尿量少，心肺检查未见异常，实验室检查，尿中蛋白＋＋，可见管型。考虑患者最大可能是（　　）。

A. 风湿性心脏病

B. 慢性扁桃体炎

C. 急性支气管炎

D. 膜性肾小球肾炎

E. 毛细血管内增生性肾小球肾炎

17. 毛细血管内增生性肾小球肾炎镜下变化可能性最小的是（　　）。

A. 肾小球系膜细胞增生

B. 肾小球毛细血管可发生纤维样坏死

C. 肾小球毛细血管内皮细胞增生

D. 肾小球毛细血管丛细菌性栓子栓塞

E. 肾小球内有中性粒细胞渗出

18. "肾小球集中"现象是下列哪项的组织学特征？（　　）

A. 毛细血管内增生性肾小球肾炎

B. 新月体性肾小球肾炎

C. 系膜增生性肾小球肾炎

D. 膜性肾小球肾炎

E. 慢性硬化性肾小球肾炎

19. 汞中毒可引起肾脏下列哪种病变？（　　）

A. 急性肾小管坏死

B. 肾小管玻璃样变性

C. 新月体性肾小球肾炎

D. 急性间质性肾炎

E. 肾细胞癌

20. 引起肾后性肾功能衰竭的病因是（　　）。

A. 急性肾小球肾炎

B. 汞中毒

C. 急性间质性肾炎

D. 输尿管结石

E. 肾结核

21. 急性肾功能衰竭较常见的首要症状是（　　）。
    A. 血尿
    B. 多尿
    C. 少尿
    D. 蛋白尿
    E. 脓尿

22. 引起肾前性急性肾功能衰竭的病因是（　　）。
    A. 汞中毒
    B. 休克早期
    C. 急性肾炎
    D. 尿路梗阻
    E. 肾血栓形成

23. 下述哪项不是急性肾功能衰竭患者的主要临床表现？（　　）
    A. 高钠血症
    B. 水潴留
    C. 高钾血症
    D. 氮质血症
    E. 代谢性酸中毒

24. 急性肾功能衰竭少尿期，患者最严重的电解质紊乱是（　　）。
    A. 高钠血症
    B. 高钾血症
    C. 低钾血症
    D. 低钠血症
    E. 高钙血症

25. 急性肾功能衰竭患者尿量增加至多少即进入多尿期？（　　）
    A. 1 500 mL/24 h
    B. 3 000 mL/24 h
    C. 400 mL/24 h
    D. 100 mL/24 h
    E. 800 mL/24 h

26. 引起慢性肾功能衰竭的最常见原因是（　　）。
    A. 慢性肾盂肾炎
    B. 肾小动脉硬化
    C. 肾结核
    D. 慢性硬化性肾小球肾炎
    E. 尿路梗阻

27. 尿毒症患者最早出现、最突出的临床表现是（　　）。
    A. 周围神经炎
    B. 心律失常
    C. 胃肠道症状
    D. 水电解质失调
    E. 酸碱平衡紊乱

28. 慢性肾炎临床表现不包括（　　）。
    A. 多尿、夜尿
    B. 水肿
    C. 高血压
    D. 贫血
    E. 高脂血症

29. 急性肾小球肾炎的肉眼改变不包括（　　）。
    A. 两侧肾脏对称性肿大
    B. 包膜易于剥离
    C. 表面光滑
    D. 颜色苍白
    E. 表面及切面可见小出血点

30. 慢性肾小球肾炎的肉眼改变不包括（　　）。
    A. 两侧肾脏对称性肿大
    B. 肾包膜与肾实质粘连，难于剥离
    C. 肾表面呈弥漫性细颗粒状
    D. 皮质萎缩变薄，纹理模糊不清
    E. 肾盂周围脂肪组织填充性增生

31. 慢性硬化性肾小球肾炎的肉眼表现为（　　）。
    A. 大红肾
    B. 大白肾
    C. 蚤咬肾
    D. 多囊肾
    E. 固缩肾

32. 肾小球肾炎的基本病变一般不包括（　　）。
   A. 肾小球固有细胞成分增生
   B. 肾小球硬化
   C. 肾小球内炎细胞渗出
   D. 基底膜增厚
   E. 脏层上皮细胞增生

33. 毛细血管内增生性肾小球肾炎肉眼病理变化为（　　）。
   A. 大红肾或蚤咬肾
   B. 大白肾
   C. 颗粒肾
   D. 固缩肾
   E. 瘢痕肾

34. 膜性肾小球肾炎电镜下变化中可能性最小的是（　　）。
   A. 基底膜高度增厚
   B. 基底膜外侧有许多钉状突起
   C. 在基底膜与脏层上皮间有免疫复合物沉积
   D. 肾小球毛细血管内皮增生、肿胀
   E. 沉积物可包围在基底膜内

35. 膜性肾小球肾炎的肉眼变化主要呈现（　　）。
   A. 大红肾
   B. 大白肾
   C. 蚤咬肾
   D. 多囊肾
   E. 固缩肾

36. 判断慢性肾功能衰竭程度的最佳指标是（　　）。
   A. 血压高低
   B. 血清非蛋白氮
   C. 贫血程度
   D. 血液 pH 值
   E. 内生肌酐清除率

二、多项选择题

1. 引起肾小球肾炎的内源性非肾小球性抗原是（　　）。
   A. DNA
   B. 细胞核
   C. 足突抗原
   D. 肿瘤抗原
   E. 免疫球蛋白

2. 以肾病综合征为主要临床表现的肾炎有（　　）。
   A. 膜性肾小球肾炎
   B. 微小病变性肾小球肾炎
   C. IgA 肾炎
   D. 慢性硬化性肾小球肾炎
   E. 急性弥漫性增生性肾小球肾炎

3. 急性肾功能衰竭的发病机制包括（　　）。
   A. 细菌感染
   B. 肾实质萎缩
   C. 原尿漏入肾间质
   D. 肾小管阻塞
   E. 肾小球滤过率下降

4. 可诱发肾盂肾炎的因素或疾病有（　　）。
   A. 输尿管结石
   B. 膀胱肿瘤
   C. 前列腺肥大
   D. 滞留性导尿管
   E. 肾实质结核灶

5. 急性肾盂肾炎的组织病理学改变为（　　）。
   A. 切面常可见髓质内黄色条纹化脓性病灶
   B. 肾盂黏膜充血，水肿
   C. 肾脓肿形成
   D. 中性粒细胞浸润
   E. 肾小球血管襻纤维素样坏死

6. 慢性肾盂肾炎与慢性肾小球肾炎的主要区别有（　　）。
   A. 肾内病变不均一、呈不规则的灶

状分布

　　B. 肾小球代偿性肥大，肾小管扩张

　　C. 双侧肾脏的改变不均一

　　D. 肾小球改变常以肾球囊周围纤维化开始

　　E. 以肾间质慢性炎症、纤维化为主，病变累及肾盂黏膜

　7. 可引起颗粒性固缩肾的肾脏疾病有（　　　　）。

　　A. 肾结核

　　B. 高血压病

　　C. 慢性硬化性肾小球肾炎

　　D. 肾盂肾炎

　　E. 肾动脉粥样硬化

　8. 下列哪项不是急性肾功能衰竭多尿期出现多尿的机制？（　　　）

　　A. 肾小球滤过功能逐渐恢复

　　B. 肾小管阻塞解除

　　C. 抗利尿激素分泌减少

　　D. 新生的肾小管上皮细胞浓缩功能低下

　　E. 渗透性利尿

　9. 急性肾小管坏死见于下列哪些情况？（　　　）

　　A. 双侧输尿管结石

　　B. 肾持续性缺血

　　C. 肾中毒

　　D. 肾小球囊内压升高

　　E. 休克早期

　10. 急性肾盂肾炎的感染途径包括（　　　　）。

　　A. 呼吸道感染

　　B. 消化道感染

　　C. 血行感染

　　D. 上行性感染

　　E. 经皮肤感染

　11. 肾小球肾炎是（　　　　）。

　　A. 肾小球损害为主

　　B. 肾小管损害为主

　　C. 化脓性炎症

　　D. 超敏反应性炎症

　　E. 间质损害为主

三、填空题

1. 肾小球肾炎时增生性病变包括_____、_____和_____。

2. 毛细血管内增生性肾小球肾炎中增生的肾小球固有细胞为_____、_____。毛细血管外增生性肾小球肾炎中增生的肾小球固有细胞为_____。

3. 毛细血管内增生性肾小球肾炎水肿的原因为_____、_____。

4. 产生颗粒性固缩肾的常见疾病有_____、_____。

5. 肾小球肾炎发病与_____的形成及其激活_____的作用有关，免疫复合物的形成分为_____、_____。

6. 肾盂肾炎的感染途径其一为_____，病原菌主要为_____；其二为_____，病原菌主要为_____。

7. 慢性肾盂肾炎的病变特点为_____、伴有_____等病变同时存在。

8. 肾盂肾炎的病变部位有_____和_____。

9. 造成急性肾小管坏死的主要原因可以分为_____和_____。

10. 急性肾功能衰竭的发病过程可以分为_____、_____、_____三期。

11. 急性肾功能衰竭少尿期最危险的

并发症是_____，其对生命的主要危害是造成_____功能的损害。

12. 慢性肾功能衰竭的临床过程可分为_____、_____、_____、_____。

13. 慢性肾功能衰竭的发生机制主要有_____、_____和_____。

14. 根据发病原因，通常将急性肾功能衰竭分为_____、_____、_____三类。

15. 当尿量低于_____/24 h称为少尿，低于_____/24 h称为无尿。

四、问答题

1. 简述肾小球肾炎的基本病理变化。
2. 试述毛细血管内增生性肾小球肾炎病变特点及病理临床联系。
3. 试述慢性肾小球肾炎的病变特点及病理临床联系。
4. 简述新月体性肾小球肾炎的病变特点及临床症状。
5. 试述急性肾功能衰竭的病因。
6. 比较肾小球肾炎与肾盂肾炎的异同。
7. 比较慢性肾小球肾炎与慢性肾盂肾炎病理变化的异同。
8. 简述少尿型急性肾功能衰竭的发病机制。

参考答案

一、单项选择题

1. A   2. C   3. C   4. C
5. E   6. A   7. D   8. B
9. B   10. C   11. E   12. B
13. B   14. E   15. C   16. E
17. D   18. E   19. A   20. D
21. C   22. B   23. A   24. B
25. C   26. D   27. C   28. E
29. D   30. A   31. E   32. E
33. A   34. D   35. B   36. E

二、多项选择题

1. ABDE   2. AB   3. CDE
4. ABCD   5. ABCD   6. ACDE
7. BC   8. ABDE   9. BC
10. CD   11. AD

三、填空题

1. 细胞增生性病变　毛细血管壁增厚　硬化性病变
2. 内皮细胞　系膜细胞　球囊壁层上皮细胞
3. 肾小球滤过率降低致使水钠潴留　变态反应引起全身毛细血管通透性增加
4. 慢性硬化性肾小球肾炎　高血压病
5. 免疫复合物　炎症介质　循环免疫复合物　原位复合物
6. 上行性感染　大肠杆菌　血行感染　葡萄球菌
7. 肾间质、肾盂的慢性炎症与纤维化、瘢痕形成　肾盂、肾盏变形
8. 肾盂　肾间质
9. 持续性肾缺血　肾中毒
10. 少尿期　多尿期　恢复期
11. 高钾血症　心脏
12. 肾功能不全代偿期　肾功能不全失偿期　肾功能衰竭期　尿毒症期
13. 健存肾单位日益减少　矫枉失衡　肾小球过度超滤
14. 肾前　肾性　肾后
15. 400 mL　100 mL

四、问答题

1. 肾小球肾炎的基本病理变化为：①增生性病变。细胞增生性病变，毛细血管壁增厚，硬化性病变。②渗出性病变。③变质性病变。

2. 毛细血管内增生性肾小球肾炎的病理变化及临床联系:

(1) 病理变化。

肉眼观察:两侧肾脏体积对称性肿大,包膜紧张,但容易剥离,肾表面光滑,颜色变红,称为"大红肾"。若肾表面有出血点,又称为"蚤咬肾",肾切面见皮质肿胀、增宽、纹理模糊不清,也可见点状出血。

镜下观察:①肾小球的改变。病变累及双侧肾绝大多数肾小球。肾小球毛细血管充血,毛细血管内皮细胞和系膜细胞明显增生、肿胀并有少量中性粒细胞浸润,使肾小球毛细血管丛细胞数量增多,肾小球体积增大。毛细血管管腔受压狭窄甚至闭塞,肾小球缺血呈贫血状。此外,肾小球内有多数炎细胞浸润,主要为中性粒细胞。病变严重时,毛细血管腔内可有血栓形成,毛细血管壁可以发生纤维素样坏死。电子显微镜下可见基底膜和脏层上皮细胞间有致密物质沉积,呈"驼峰"状或"小丘"状。②肾小管改变。肾小管的上皮细胞常发生水肿、玻璃样变和脂肪变性。肾小管的管腔内可有各种管型。③肾间质改变。肾间质有不同程度充血、水肿及少量中性粒细胞、淋巴细胞浸润。

(2) 临床病理联系:①少尿或无尿:由于肾小球缺血,滤过率降低,而肾小管的重吸收功能尚正常而致。②蛋白尿、血尿、管型尿:由于肾小球毛细血管壁损伤,使其通透性增高,大量血浆蛋白及红细胞漏出至肾小球囊腔内所致蛋白尿和血尿。蛋白及细胞成分可在远端肾小管内浓缩及因酸度增高而凝固,形成各种管型,随尿排出,称为管型尿。③水肿:患者可有轻度和中度水肿。水肿发生的原因主要是水钠在体内潴留,也可能与变态反应所引起的全身毛细血管痉挛和通透性增加有关。④高血压:与水钠潴留引起的血容量增加有关,也与肾小球缺血使肾素的分泌增多有关。

3. 慢性硬化性肾小球肾炎的病理变化及临床联系:

(1) 病理变化。

镜下观察:

1) 病变肾单位。①肾小球硬化、纤维化:多数肾小球毛细血管基底膜明显增厚,毛细血管闭塞;肾小球可发生玻璃样变,最后形成无结构的、嗜伊红性小团块。②硬化、纤维化肾小球所属的肾小管因缺血而萎缩、消失。③间质纤维组织增生,并有淋巴细胞浸润。由于间质的纤维组织收缩,使病变的肾小球互相靠近、密集,出现"肾小球集中"现象。

2) 残存的较正常的肾小球。肾小球发生代偿性肥大,肾小管管腔也扩张,这种萎缩性变化和代偿性肥大、扩张性变化相交错的现象,为本型肾炎的镜下特征。

(2) 临床病理联系。

表现为慢性肾炎综合征。①肾的改变:多尿、夜尿,尿比重降低,常固定在1.010左右。这是由于血液流经少数残存的肾小球进行滤过,原尿形成的速度加快,原尿流经肾小管也加快,肾小管的重吸收机会减少;同时,肾小管的浓缩功能减退而导致的。此外,由于残存的肾单位相对正常,血浆蛋白漏出不多,因而血尿、蛋白尿、管型尿均不明显。②水肿:较轻。这是由于残存的肾小球相对正常,滤过蛋白较少,同时患者多尿,使水、钠潴留状况大为改善。③高血压:由于肾单位严重破坏及纤维化,造成肾脏严重缺血,引起肾素分泌增多。④贫血:由于大量肾单位破坏,肾脏分泌促红细胞生成素减少,影响骨髓的红细胞生成,同时,由于肾功能不全,代谢产物在体内堆积,可抑制骨髓造血功能和促进溶血。⑤氮质血症：由于大量肾单位破坏，残存肾单位减少，不能将机体代谢产物排出，使代谢产物在体内积聚。

4. 新月体性肾小球肾炎的病变特点及临床症状：

（1）病理变化。①肉眼观察：双肾对称性肿大，颜色苍白，皮质散在点状出血。②镜下观察：双侧肾脏大多数肾小球内形成具有特征性的新月体，包括：细胞性新月体，肾球囊壁层上皮细胞增生和渗出的单核细胞；纤维性新月体，纤维成分逐渐增多形成。

（2）临床症状。主要为快速进行性肾炎综合征。①尿的变化：少尿、无尿、蛋白尿、血尿。②氮质血症。③高血压、水肿。

5. 急性肾功能衰竭的病因：

（1）肾前因素。由于血液灌流量急剧减少，使肾小球滤过率显著下降所致。见于失血、失液、感染等引起的休克以及急性心力衰竭、周围血管扩张等。

（2）肾性因素。由各种肾实质疾病发生不同病理改变所致。其主要病变有：①急性肾小管坏死。由持续性肾缺血、肾毒物及急性溶血等所致，见于严重休克、心力衰竭以及肾毒物中毒，如重金属、药物、生物性毒物、有机毒物。②肾实质损害。如肾小球肾炎、肾动脉血栓形成或栓塞、急性肾盂肾炎等引起的肾实质损害。

（3）肾后因素。由各种原因引起的肾盂至尿道口任何部位的尿路梗阻所致的肾功能衰竭。

6. 肾小球肾炎与肾盂肾炎的异同见下表：

鉴别内容	肾小球肾炎	肾盂肾炎
病变性质	变态反应性炎	化脓性炎
病因	主要由抗原抗体反应所致	上行性感染或血源性感染
发病机制	原位免疫复合物	细菌直接作用
病变特点	弥漫性肾小球损伤、双肾同时受损累	肾盂、肾间质化脓性炎、双侧肾脏不对称性病变
临床表现	肾炎综合征、肾病综合征	高热、寒战、腰痛、脓尿、蛋白尿、菌尿
结局	治愈或转为慢性肾小球肾炎，最终导致肾衰竭	治愈或转为慢性肾盂肾炎，最终导致肾衰竭

7. 慢性肾小球肾炎与慢性肾盂肾炎的区别见下表：

比较项目	慢性肾小球肾炎	慢性肾盂肾炎
肾脏表面	双肾对称性萎缩、变小，表面呈弥漫性细颗粒状	双肾不对称，大小不等，体积缩小，表面高低不平，有不规则的凹陷性瘢痕
肾脏切面	肾皮质变薄，皮髓质界限不清，肾盂周围脂肪增多，小动脉壁增厚、变硬，口哆开	皮髓质界限不清，肾乳头萎缩，肾盂、肾盏因瘢痕收缩而变形，肾盂黏膜粗糙
肾单位	大量肾小球玻璃样变、硬化，所属肾小管萎缩、消失，残存肾小球代偿性肥大，肾小管扩张，腔内可见管型	病变呈局灶性分布，局部肾小管萎缩或扩张，可见形似甲状腺滤泡结构的胶样管型。早期肾小球很少受累，可发生肾球囊周围纤维化，后期部分肾小球发生纤维化和玻璃样变

续上表

比较项目	慢性肾小球肾炎	慢性肾盂肾炎
肾间质	纤维组织增生,淋巴、浆细胞浸润,细、小动脉玻璃样变和内膜增厚,管腔狭窄	局灶性淋巴、浆细胞浸润和间质纤维化,细、小动脉玻璃样变和硬化

8. 少尿型急性肾功能衰竭的发病机制：

（1）肾缺血：肾血流灌注不足导致肾小球滤过率下降是其主要发病机制。①肾灌注压下降；②肾血管收缩；③血流动力学改变。

（2）肾小管损伤：①原尿回漏；②肾小管阻塞。

（易华）

第十九章 常见神经及内分泌系统疾病

目的要求

1. 熟悉流行性脑脊髓膜炎、流行性乙型脑炎的病变特点。
2. 了解弥漫性非毒性甲状腺肿、弥漫性毒性甲状腺肿和糖尿病的类型及病变特点。

重点难点分析

流行性脑脊髓膜炎是脑膜炎双球菌引起的脑脊髓膜的急性化脓性脑脊髓膜炎，简称"流脑"。流脑分为普通型流脑和暴发型流脑两种。普通型流脑肉眼可见脑脊髓膜血管高度扩张充血，蛛网膜下腔充满脓性渗出物，覆盖脑沟、脑回；光镜下可见血管高度扩张充血，蛛网膜下腔增宽，内含大量中性粒细胞及纤维素和少量单核细胞、淋巴细胞浸润。暴发型流脑多见于儿童。起病急骤，主要表现为周围循环衰竭、休克和皮肤、黏膜大片紫癜。同时，两侧肾上腺严重出血，肾上腺皮质功能衰竭，称为华－佛综合征。其发生机制主要是大量内毒素释放所引起的中毒性休克和弥散性血管内凝血，病情凶险，常在短期内死亡。患者的脑膜病变轻微。

流行性乙型脑膜炎是由乙型脑炎病毒感染所致的急性传染病，简称"乙脑"。本病首先发生于日本，且在夏秋之交流行，又称日本夏季脑炎。主要病变为中枢神经系统变质为主的炎症。乙型脑炎病毒经蚊虫叮咬侵入人体（通过病毒血症入脑组织）传播。大脑皮质及基底核、视丘病变最为严重；小脑皮质、延髓及脑桥次之；脊髓病变最轻，常仅限于颈段脊髓。肉眼可见软脑膜充血，脑水肿明显，脑回变宽，脑沟窄而浅，见粟粒或针尖大的半透明软化灶，其境界清楚、弥散分布或聚集成群。镜下可见筛网状软化灶、血管周围淋巴套、神经细胞卫星现象、嗜神经现象。

糖尿病是一种体内胰岛素相对或绝对不足及靶细胞对胰岛素敏感性降低，或胰岛素本身存在结构上的缺陷而引起的碳水化合物、脂肪和蛋白质代谢紊乱的一种慢性疾病。原发性糖尿病（俗称糖尿病）分为胰岛素依赖型糖尿病（1型）和非胰岛素依赖型糖尿病（2型）。

糖尿病病理变化表现为：①胰岛病变。1型糖尿病早期为非特异性胰岛炎，淋巴细胞浸润，胰岛B细胞颗粒脱失、空泡变性、坏死、消失，胰岛内A细胞相对增多；胰岛变小、萎缩，数目减少，纤维组织增生、玻璃样变；2型糖尿病后期B细胞减少，胰岛淀粉样变性，胰腺纤维化。②血管病变。细、小动脉玻璃样变性，大中动脉粥样硬化。③肾脏病变。肾脏体积增大，结节性肾小球硬化，弥漫性肾小球硬化，肾小管和间质损害，血管损害（出入球小A），肾乳头坏死等。④视网膜病变早期表现为非增生性视网膜病变，还可出现增生性视网膜病变，视网膜病变可造成失明和白内障。⑤神经系统及其他组织或器官病变。

弥漫性非毒性甲状腺肿亦称单纯性甲状腺肿，是由于缺碘使甲状腺素分泌不足、促甲状腺素（TSH）分泌增多、甲状腺滤泡上皮增生、胶质堆积而使甲状腺肿大，一般不伴甲状腺功能亢进。本型甲状腺肿常呈地方性分布，又称地方性甲状腺肿。其病理变化可分为增生期、胶质贮积期、结节期三期。

弥漫性毒性甲状腺肿是指血中甲状腺素过多，作用于全身各组织所引起的临床综合征，临床上统称为甲状腺功能亢进症，简称"甲亢"，由于1/3患者有眼球突出，故又称为突眼性甲状腺肿。病理变化：肉眼可见甲状腺弥漫性、对称性增大，为正常的2～4倍，表面光滑，血管充血，质软，切面灰红、均匀一致，呈分叶状，胶质含量少，质如肌肉。镜下以小滤泡为主，上皮呈立方体状。大滤泡上皮多呈高柱状增生，有的呈乳头状增生，核位于基底部，染色正常或浓染，胞浆透亮。滤泡腔内胶质稀薄，甚至不见胶质，滤泡周边胶质出现许多大小不一的上皮细胞吸收空泡。间质血管丰富、充血，有较多淋巴细胞浸润，可伴有生发中心形成。免疫组化显示，大部分淋巴细胞为T细胞。

名词解释

1. 筛状软化灶：指脑组织内散在灶性神经组织的坏死、液化，形成质地较轻、染色较淡的镂空筛网状软化灶，对乙脑的诊断有一定的特征性意义。

2. 血管套：常见于中枢神经系统的病毒性疾病，淋巴细胞、吞噬细胞、浆细胞、胶质细胞等围绕脑血管周围间隙，形成血管套。

3. 帕金森病：又称原发性震颤性麻痹，是一种中老年常见的隐匿性起病、缓慢进行性疾病，多在50～80岁发病。临床表现为震颤、肌强直、运动减少、姿势及步态不稳、起步及止步困难、假面具样面容等。本病的发生与纹状体黑质多巴胺系统损害有关。

4. 糖尿病：是一种体内胰岛素相对或绝对不足及靶细胞对胰岛素敏感性减低，或胰岛素本身存在结构上的缺陷而引起的碳水化合物、脂肪和蛋白质代谢紊乱的一种慢性疾病。其主要特点是高血糖、糖尿，临床表现为多饮、多食、多尿和体重减少。

5. 弥漫性非毒性甲状腺肿：亦称单纯性甲状腺肿，是由于缺碘使甲状腺素分泌不足、促甲状腺素（TSH）分泌增多、甲状腺滤泡上皮增生、胶质堆积而使甲状腺肿大，一般不伴甲状腺功能亢进。本型甲状腺肿常呈地域性分布，又称地方性甲状腺肿。

6. 弥漫性毒性甲状腺肿：指血中甲状腺素过多，作用于全身各组织所引起的临床综合征，临床上统称为甲状腺功能亢进症，简称"甲亢"，由于约有1/3患者有眼球突出，故又称为突眼性甲状腺肿。

习题

一、单项选择题

1. 下列哪项不是乙型脑炎的病变？（　　）

   A. "血管套"形成

   B. 小脓肿形成

   C. 神经细胞变性坏死

   D. 软化灶形成

   E. 胶质细胞增生

2. 下列哪项流行性脑脊髓膜炎的临床表现是错误的？（　　）

   A. 脑脊髓膜刺激征

   B. 颅内压升高症状

   C. 脑脊液混浊或脓样

   D. 脑脊液血性

   E. 皮肤瘀点和瘀斑

3. 神经细胞卫星现象指的是下列哪种细胞增生？（　　）

A. 小胶质细胞
B. 星形胶质细胞
C. 少突胶质细胞
D. 淋巴细胞
E. 中性粒细胞

4. 流行性脑脊髓膜炎的特征性病变是（　　）。
   A. 硬脑膜中性粒细胞浸润
   B. 蛛网膜下腔有大量单核细胞
   C. 脑实质内软化灶形成
   D. 蛛网膜下腔有大量中性粒细胞渗出
   E. 硬脑膜有大量单核细胞浸润

5. 华-佛综合征发生于（　　）。
   A. 中毒性痢疾
   B. 流行性脑脊髓膜炎
   C. 流行性乙型脑炎
   D. 大叶性肺炎
   E. 伤寒

6. 关于乙型脑炎，下列描述哪项是错误的？（　　）
   A. 10岁以下儿童多见
   B. 多在夏末秋初流行
   C. 累及脑实质、神经细胞变性坏死
   D. 大量嗜中性粒细胞沿血管周围呈袖套状浸润
   E. 筛状软化灶形成

7. 关于流行性脑脊髓膜炎，下列描述哪项是错误的？（　　）
   A. 脑膜刺激征
   B. 筛状软化灶
   C. 颅内压升高
   D. 脑脊液混浊
   E. 脑膜充血

8. 流行性乙型脑炎的病理改变中，下列哪项是错误的？（　　）
   A. 筛状软化灶
   B. 淋巴细胞浸润的围管现象
   C. 蛛网膜下腔见大量中性粒细胞
   D. 神经细胞变性坏死
   E. 形成胶质结节

9. 帕金森病的特征病理变化是（　　）。
   A. 黑质和蓝斑脱色素
   B. 老年斑
   C. 神经原纤维缠绕
   D. Hirano小体
   E. 颗粒空泡变性

10. 关于颅内压升高，下列描述哪项是正确的？（　　）
    A. 脑脊液压力超过100 mmH$_2$O（侧位）
    B. 主要原因为颅内占位性病变和脑水肿
    C. 脑水肿与颅内压升高无关联
    D. 小脑扁桃体疝又称为海马沟回疝
    E. 小脑天幕疝可压迫延髓从而损伤生命中枢

11. 小脑扁桃体疝又称为（　　）。
    A. 大脑镰下疝
    B. 海马沟回疝
    C. 枕骨大孔疝
    D. 扣带回疝
    E. 小脑天幕疝

12. 脑内压升高是指在侧卧位的脑脊液压超过多少毫米水柱？（　　）
    A. 180
    B. 200
    C. 220
    D. 240
    E. 260

13. 下列哪项不是1型糖尿病的特点？（　　）
    A. 青少年发病
    B. 又称胰岛素依赖型糖尿病
    C. 起病急，病情重

D. 肥胖者多见

E. 血中胰岛素降低

14. 关于毒性甲状腺肿病变,下列描述哪项是错误的?(　　)

A. 间质血管丰富,显著充血

B. 滤泡腔内胶质浓厚

C. 甲状腺滤泡增生,以小滤泡为主

D. 滤泡上皮呈立方或高柱状,并常增生,向滤泡腔内形成乳头状突起

E. 间质淋巴细胞浸润,可伴有生发中心形成

15. 关于结节性甲状腺肿,下列描述哪项是错误的?(　　)

A. 结节具有完整包膜

B. 滤泡上皮有乳头状增生者癌变率高

C. 结节大小、数目不等

D. 结节内常有出血、坏死、纤维化

E. 部分滤泡增生

16. 导致非毒性甲状腺肿大最常见的原因是(　　)。

A. 垂体肿瘤

B. 缺碘

C. 自身免疫反应

D. 先天性疾患

E. 药物

17. 关于单纯性甲状腺肿,下列描述哪项是错误的?(　　)

A. 呈地方性分布,大多分布于内陆山区

B. 本病主要是颈部甲状腺肿大

C. 一般无临床症状

D. 从病变性质来说,可以看成是良性肿瘤

E. 少数患者可伴有功能亢进或功能低下

二、多项选择题

1. 神经系统在病理方面的特殊性表现在(　　)。

A. 病变部位和功能障碍之间的关系密切,如一侧大脑额叶前中央回病变可导致对侧肢体偏瘫

B. 炎症渗出往往表面为血管套形成

C. 对各种致病因子的病理反应较为单一,表现为神经元的变性与坏死、髓鞘的脱失、小胶质细胞的激活及星形胶质细胞的增生

D. 颅外肿瘤常转移到脑

E. 脑的恶性肿瘤极少发生颅内转移

2. 下列哪些是流行性乙型脑炎的病理特点?(　　)

A. 神经细胞变性、坏死

B. 软化灶形成

C. 血管套形成

D. 胶质细胞增生

E. 浸润的细胞以淋巴细胞、单核细胞和浆细胞为主

3. 关于流行性脑脊髓膜炎,下列哪些是正确的?(　　)

A. 急性化脓性炎

B. 患者多为儿童和青少年

C. 冬春两季多见

D. 通过消化道传染

E. 脑脊液浑浊不清

4. 老年性痴呆的主要组织病变有(　　)。

A. 老年斑

B. 神经原纤维缠结

C. 颗粒细胞变性

D. Hirano 小体

E. 黑质和蓝斑脱色素

5. 关于结节性甲状腺肿,下列描述哪些是正确的?(　　)

A. 结节内常有出血囊性变

B. 结节具有完整的包膜

C. 滤泡上皮有乳头状增生者,癌变

率高

D. 都呈现甲状腺功能亢进

E. 眼球突出

6. 关于弥漫性非毒性甲状腺肿的病因，下列哪些描述是正确的？（　　）

A. 碘缺乏

B. 碘摄取过多

C. 甲状腺素需求量增高

D. 食物中含有氰化物

E. 遗传与免疫

7. 下列哪些表现是胰岛素依赖型糖尿病的特点？（　　）

A. 患者多为青少年

B. 胰岛 B 细胞明显减少

C. 血中胰岛素明显降低

D. 易合并酮症，甚至昏迷

E. 治疗依赖胰岛素

8. 下列哪些表现是非胰岛素依赖型糖尿病的特点？（　　）

A. 患者发病年龄多在 40 岁以上

B. 胰岛 B 细胞明显减少，胰岛数目亦减少

C. 血中胰岛素可以不下降

D. 无自身免疫反应的表现

E. 肥胖与本型发病有重要关系

9. 1 型糖尿病的主要病理变化包括（　　）。

A. 胰岛素

B. 胰岛细胞进行性破坏

C. 胰岛内 A 细胞相对增多

D. 胰岛数目减少体积变小

E. 有的胰岛纤维化

三、填空题

1. 根据病变性质，流行性脑脊髓膜炎属于＿＿＿＿＿性炎症，流行性乙型脑炎属于＿＿＿＿性炎症。

2. 流行性乙型脑炎的镜下病变特征有＿＿＿＿＿、＿＿＿＿＿、＿＿＿＿＿和＿＿＿＿＿。

3. 流行性脑膜炎患者脑脊液中可查到＿＿＿＿含量明显增加。

4. 原发性糖尿病可以分为＿＿＿＿＿和＿＿＿＿＿。

5. 1 型糖尿病早期为＿＿＿＿＿，胰岛内及其周围见大量＿＿＿＿＿，＿＿＿＿＿颗粒脱失、空泡变性、坏死、消失，胰岛内＿＿＿＿相对增多，继而胰岛变小、萎缩、数目减少，纤维组织增生、玻璃样变。

6. 2 型糖尿病早期病变不明显，后期＿＿＿＿＿、常见＿＿＿＿＿，胰腺＿＿＿＿及＿＿＿＿浸润。

四、问答题

1. 试述弥漫性非毒性甲状腺肿各期的主要病理变化。

2. 试述弥漫性毒性甲状腺肿的病因及主要病变特点。

3. 简述 2 型糖尿病的病变特点。

4. 流行性脑膜炎与流行性乙型脑炎比较有何异同？

参考答案

一、单项选择题

1. B　　2. D　　3. C　　4. D

5. B　　6. D　　7. B　　8. C

9. A　　10. B　　11. C　　12. B

13. D　　14. B　　15. A　　16. B

17. D

二、多项选择题

1. ABCDE　　2. ABCDE　　3. ABCE

4. ABCD　　5. AC　　6. ABCDE

7. ABCDE　　8. ACDE　　9. ABCDE

三、填空题

1. 急性化脓　　变质

2. 筛网状软化灶　　血管周围淋巴套

神经细胞卫星现象　嗜神经现象

3. 中性粒细胞

4. 胰岛素依赖型糖尿病　非胰岛素依赖型糖尿病

5. 非特异性胰岛炎　淋巴细胞　胰岛 B 细胞　A 细胞

6. B 细胞减少　胰岛淀粉样变性　纤维化　脂肪

四、问答题

1. 弥漫性非毒性甲状腺肿各期的主要病理变化为：

（1）增生期。肉眼可见甲状腺对称性中度增大，表面光滑，无继发性改变。镜下可见上皮增生呈立方或低柱状，小滤泡和假乳头形成，滤泡腔内胶质少。

（2）胶质贮积期。肉眼可见甲状腺对称性显著增大，表面光滑，无继发性改变，切面淡棕色、半透明胶冻状。镜下可见部分上皮增生，大部分上皮复旧变扁平，小滤泡和假乳头形成，滤泡腔高度扩张，大量胶质贮存。

（3）结节期。肉眼可见甲状腺不对称结节状增大，结节大小不一，境界清楚，但无完整的包膜，有继发性改变（出血、坏死、囊性变）。镜下可见上皮增生、复旧、萎缩不一，部分上皮呈柱状或乳头状增生，小滤泡形成，部分滤泡腔胶质贮积，间质纤维组织增生，包绕形成大小不一的结节状病灶。

2. 弥漫性毒性甲状腺肿的病因及主要病变特点：①自身免疫性疾病；②血清中可检出抗甲状腺的抗体；③甲状腺弥漫性肿大；④眼球突出；⑤滤泡上皮增生呈柱状，并形成乳头突入腔内，胶质稀薄或缺如，上皮缘出现吸收空泡；⑥间质内淋巴细胞浸润，并有淋巴滤泡形成。

3. 2 型糖尿病的病变特点：2 型糖尿病又称非胰岛素依赖型或成年型糖尿病，约占糖尿病的 90%。成年发病，多在 40 岁以上。起病缓慢，病情轻，发展慢，胰岛数目正常或轻度减少，血中胰岛素正常、增多或降低，无抗胰岛 C 抗体，无其他自身免疫反应的表现。肥胖者多见，少见酮症，一般不依赖胰岛素治疗。发病机制尚不清楚，认为是与肥胖有关的胰岛素相对不足及组织对胰岛素不敏感所致。

4. 流行性脑膜炎与流行性乙型脑炎的异同见下表：

比较项目	流行性脑膜炎	流行性乙型脑炎
临床表现	颅内压增高，脑膜刺激症状，颅神经麻痹	嗜睡和昏迷，颅神经麻痹
传染途径	以呼吸道为主	以带病毒的蚊虫叮人为主
病因	脑膜炎球菌	乙型脑炎病毒
病变部位	主要在脑脊膜和蛛网膜下腔	主要在中枢神经系统灰质，以大脑皮质及基底核、视丘最严重
病变	脑脊膜的化脓性炎症	大体观察为脑筛状软化；组织学改变：脑筛状软化；神经细胞变性、坏死，卫星现象和噬神经细胞现象；以淋巴细胞浸润为主的血管套；小胶质细胞增生，胶质结节
共同点：发病机制为机体免疫功能低下，病变特点均为炎症，病变部位均为中枢神经系统		

（肖珊珊）

第二十章 传染病及寄生虫病

目的要求

1. 掌握结核病、伤寒、细菌性痢疾、梅毒、尖锐湿疣及淋病的概念及结核病的病理变化。
2. 熟悉其他常见传染病及寄生虫病的病理变化。
3. 了解各种传染病的病因及传播途径。

重点难点分析

结核病是由结核杆菌所引起的一种慢性感染性肉芽肿性炎症,可见于全身各器官,但以肺结核最常见。呼吸道是最主要和重要的传播途径。结核病基本病变包括变质、渗出和增生,典型病变为结核结节形成伴有不同程度干酪样坏死。结核结节镜下表现为由上皮样细胞、朗汉斯巨细胞,以及外围聚集的淋巴细胞和成纤维细胞构成的肉芽肿性炎,结核结节是结核病的特征性病变且具有诊断意义。干酪样坏死呈淡黄色、均匀细腻,状如奶酪;镜下,干酪样坏死呈红染无结构的细颗粒状物。干酪样坏死的形态特征,尤其是肉眼改变,对结核病诊断也有一定意义。结核病的结核结节和干酪样坏死的形成与结核杆菌菌体成分,特别是与含有较多脂质有关。

由于感染细菌的数量、毒力和机体反应性及病变组织特性的不同,结核病可呈现三种不同的病变类型。在结核性炎症的早期或机体抵抗力低下、菌量多、毒力强时主要表现为浆液性炎或浆液纤维素性炎;当菌量少、毒力较低或人体免疫力较强时,则形成具有特征性的结核结节;当菌量多、毒力强、机体抵抗力下降或变态反应强烈时,上述以渗出性或增生性为主的病变均可继发干酪样坏死。

渗出、变质和增生等病变往往同时存在而以一种为主,并可以相互转化。肺结核病分为原发性和继发性两类,其病变特点以及播散途径等方面都有不同,应予掌握。

伤寒是由伤寒杆菌引起,经消化道传染,以全身单核巨噬细胞系统增生为主要特征的急性传染病。病变以回肠末端淋巴组织最为突出,故有"肠伤寒"之称。临床表现主要有持续高热、相对缓脉、肝脾肿大、皮肤玫瑰疹、外周血白细胞减少及腹痛等,重者可并发肠穿孔、出血等严重并发症。伤寒的基本病变特征为全身单核巨噬细胞系统的急性增生性炎。伤寒最明显的病变位于肠道,故又称"肠伤寒"。病变过程分为四期:髓样肿胀期、坏死期、溃疡期、愈合期。肠外单核巨噬细胞系统病变主要为:肠系膜淋巴结、肝、脾及骨髓均因伤寒杆菌侵入引起巨噬细胞弥漫性增生而使诸脏器肿大。非单核巨噬细胞系统也可发生病变,如中毒性心肌炎。伤寒可出现肠出血和肠穿孔、支气管肺炎和中毒性心肌炎等并发症。

细菌性痢疾是由痢疾杆菌引起的常见肠道传染病,简称"菌痢"。病变多局限于结肠,以大量纤维素渗出形成假膜为特征。主要临床表现为腹痛、腹泻、里急后重、黏液脓血便。菌痢全年均可发病,但以夏秋季多见。儿童发病较多,其次为青壮年。

阿米巴病是由溶组织内阿米巴原虫引起的具有传染性的寄生虫病。原虫主要寄生于人体结肠，肠壁病变内的原虫可经血道或偶尔直接进入肝、肺、脑、皮肤、阴道等肠外部位，引起这些组织的坏死、液化及脓肿形成等病变。病变按病程可分急性期和慢性期两类。在急性期结肠黏膜可出现口小底大的烧瓶状溃疡，具有诊断意义。

血吸虫病是由血吸虫寄生于人体引起的寄生虫病。其基本病理变化包括由尾蚴、童虫、成虫及虫卵引起多种组织不同的损害和免疫病理反应，其中以虫卵沉积引起肠、肝、脾等脏器形成肉芽肿及纤维化病变为重要。①急性虫卵结节：肉眼观察可见灰黄色，结节状，粟粒至黄豆大小；镜下可见结节中央为数个成熟虫卵，表面有红染、放射状火焰样物质（抗原抗体复合物）。红染火焰样物质的周围是一片无结构坏死区和大量变性、坏变的嗜酸性粒细胞，酷似脓肿，称为嗜酸性脓肿。②慢性虫卵结节：类似结核结节的异物肉芽肿也称为假结核结节，结节中央可见卵壳碎片或钙化的死卵；周围可见异物巨细胞、上皮样细胞、淋巴细胞和成纤维细胞。

淋病是由淋球菌引起的最常见性传播疾病（STD）。其主要病变是泌尿生殖道的急性化脓性炎。临床上常表现为尿道口充血、水肿、脓性渗出物。

尖锐湿疣是由人乳头瘤病毒（HPV）引起的STD。其主要特征是外生殖器良性增生性疣状病变。

梅毒是由梅毒螺旋体引起的传染病，95%以上通过性传播。其基本病理变化是闭塞性动脉内膜炎及血管周围炎，晚期出现树胶样肿的特征性病变。梅毒可以分为先天性梅毒和后天性梅毒。后天性梅毒可分三期，第一期可出现硬性下疳，第二期出现梅毒疹和扁平湿疣，第三期出现各器官在血管炎、树胶肿基础上经纤维化导致严重的结构破坏及功能障碍。最常累及心血管，其次为中枢神经系统。

艾滋病（AIDS）是获得性免疫缺陷综合征的简称，是由人免疫缺陷病毒（HIV）所引起的以全身性严重免疫缺陷为主要特征的致命性传染病。其病变特征主要为病毒侵犯、破坏大量 CD4 + T 细胞，使免疫功能严重缺陷，继发机会性感染，伴发肿瘤。

名词解释

1. 嗜酸性脓肿：血吸虫虫卵沉积所致的急性虫卵结节表面为红染火焰状物质，其周围是一片无结构坏死区伴大量变性坏死的嗜酸性粒细胞浸润，酷似脓肿，称嗜酸性脓肿。

2. 原发性肺结核病：是机体初次感染结核杆菌而发生的肺结核病，多发于儿童，又称为儿童型肺结核病。

3. 继发性肺结核病：指机体再次感染结核杆菌所引起的肺结核病，多见于成人，又称成人型肺结核病。

4. 结核结节：在细胞免疫的基础上形成的由上皮样细胞、朗汉斯巨细胞以及外周局部聚集的淋巴细胞和成纤维细胞构成的特异性肉芽肿，是结核的特征性病变，对结核病具有诊断意义。

5. 干酪样坏死：坏死灶由于含较多脂质而呈淡黄色、均匀细腻，质地较实，状似奶酪，故称干酪样坏死，光镜下表现为红染无结构的细颗粒状物，是结核的特征性病变之一，对结核诊断也具有一定意义。

6. 原发综合征（Ghon 综合征）：原发性肺结核时肺原发病灶、结核性淋巴管炎和肺门淋巴结结核称原发综合征，X线胸片显示哑铃状阴影。

7. 结核球（结核瘤）：指有纤维包裹的孤立的境界分明的球形干酪样坏死灶，直径2～5 cm，可来自浸润性肺结核的干酪样坏死灶的纤维包裹或结核空洞引流支气管阻塞，空洞由干酪样坏死物填充，或多个干酪样坏死灶融合并纤维包裹。

8. 朗汉斯巨细胞：为一种多核巨噬细胞，胞质丰富，核的数目由十几个到几十个不等。核排列规则，呈花环状、马蹄形或密集在胞体一端，见于结核病。

9. 假结核结节：血吸虫虫卵沉积所致的慢性虫卵结节，其中央有死亡虫卵，其周围有类上皮细胞、异物多核巨细胞，伴有成纤维细胞、淋巴细胞增生形成与结核结节类似的肉芽肿，称假结核结节。

10. 树胶样肿（梅毒瘤）：是三期梅毒的特征性病变。肉眼下呈灰白色，大小不等，质韧而有弹性如树胶；镜下中央是凝固性坏死，似干酪样坏死；周围有少量上皮样细胞和朗汉斯巨细胞及较多的淋巴细胞和浆细胞，并伴有闭塞性动脉内膜炎和小血管周围炎。

11. 梅毒疹：二期梅毒时，全身广泛性皮肤黏膜形成斑疹、丘疹；镜下淋巴细胞和浆细胞浸润构成非特异性炎及闭塞性动脉内膜炎和小血管周围炎。

12. 伤寒小结（伤寒肉芽肿）：伤寒病时，巨噬细胞吞噬有伤寒杆菌、受损的淋巴细胞、红细胞及坏死的细胞碎片形成伤寒细胞；大量伤寒细胞聚集成境界清楚的结节状病灶称伤寒小结，是伤寒的特征性病变，有诊断意义。

13. 艾滋病：获得性免疫缺陷综合征（AIDS）的简称，是由人免疫缺陷病毒（HIV）所引起的以全身性严重免疫缺陷为主要特征的致命性传染病。

习题

一、单项选择题

1. 结核病是全身性疾病，但最常见的器官结核为（　　）。

A. 肾结核

B. 肺结核

C. 骨结核

D. 生殖系统结核

E. 关节结核

2. 典型的结核结节中央往往有（　　）。

A. 上皮样细胞

B. 淋巴细胞

C. 变性、坏死的中性粒细胞

D. 干酪样坏死

E. 浆细胞

3. 原发性肺结核的原发灶常位于（　　）。

A. 肺尖

B. 肺上叶上部

C. 肺下叶下部

D. 肺上叶下部或下叶上部近胸膜处

E. 肺锁骨下区

4. 结核病基本病变转归中最好的方式是（　　）。

A. 溶解播散

B. 吸收消散

C. 钙化

D. 纤维化

E. 病灶扩大

5. 成人肺结核最常见的类型是（　　）。

A. 干酪样肺炎

B. 慢性纤维空洞型肺结核

C. 浸润型肺结核

D. 局灶性肺结核

E. 结核球

161

6. 关于浸润型肺结核，下列描述正确的是（　　）。
   A. 病灶多位于锁骨下
   B. 属于非活动性肺结核
   C. 病变多以增生为主
   D. 临床症状和体征不明显
   E. 多为继发性肺结核的起始病变

7. 肠结核的好发部位为（　　）。
   A. 空肠
   B. 回盲部
   C. 阑尾
   D. 左半结肠
   E. 右半结肠

8. 渗出性结核性胸膜炎的病变特点为（　　）。
   A. 浆液纤维素性炎
   B. 纤维素性化脓性炎
   C. 纤维素性出血性炎
   D. 浆液出血性炎
   E. 假膜性炎

9. 肠阿米巴病最常发生的部位是（　　）。
   A. 整个结肠
   B. 乙状结肠
   C. 回肠末端
   D. 盲肠和升结肠
   E. 横结肠和降结肠

10. 肠阿米巴病所形成的肠溃疡是（　　）。
    A. 火山口状
    B. 环形
    C. 烧瓶状
    D. 匐行形
    E. 椭圆形，长轴与肠长轴平行

11. 肠外阿米巴病最常见的是（　　）。
    A. 肝脓肿
    B. 肺脓肿
    C. 心包炎
    D. 脑脓肿
    E. 脓胸

12. 结核杆菌的致病力主要与下列哪种因素有关？（　　）
    A. 内毒素
    B. 外毒素
    C. 鞭毛
    D. 芽孢
    E. 菌体和细胞壁内某些成分

13. 血吸虫病时，引起机体损害最严重的是（　　）。
    A. 尾蚴
    B. 童虫
    C. 成虫
    D. 死亡虫体
    E. 虫卵

14. 日本血吸虫卵引起的急性虫卵结节内浸润的细胞为（　　）。
    A. 大量浆细胞
    B. 大量肥大细胞
    C. 大量淋巴细胞
    D. 大量巨噬细胞
    E. 大量嗜酸性粒细胞

15. 血吸虫童虫在体内移行过程中，引起血管炎最明显的脏器是（　　）。
    A. 皮肤
    B. 心
    C. 肺
    D. 肝
    E. 肾

16. 嗜酸性脓肿出现于下列哪种疾病？（　　）
    A. 肺脓肿
    B. 脑脓肿
    C. 血吸虫病
    D. 阿米巴病
    E. 肠伤寒

17. 引起干线型肝硬化的原因是（　　）。
   A. 慢性肝淤血
   B. 阿米巴病
   C. 慢性酒精中毒
   D. 病毒性肝炎
   E. 日本血吸虫病

18. 关于阿米巴病，下列描述错误的是（　　）。
   A. 为弥漫性假膜炎
   B. 有烧瓶状溃疡
   C. 常有右下腹压痛
   D. 腹泻不伴里急后重
   E. 可引起肠腔套状狭窄

19. 伤寒的主要病变特点是（　　）。
   A. 皮肤玫瑰疹
   B. 血中性粒细胞减少
   C. 全身单核巨噬细胞增生
   D. 脾肿大
   E. 肠黏膜溃疡

20. 伤寒细胞由下列哪种细胞衍变而来？（　　）
   A. 中性粒细胞
   B. 上皮样细胞
   C. 巨噬细胞
   D. 淋巴细胞
   E. 浆细胞

21. 晚期梅毒与一、二期梅毒不同之处在于前者有（　　）。
   A. 皮肤黏膜的广泛性损伤
   B. 明显的临床症状
   C. 树胶样肿和瘢痕形成等破坏性病变
   D. 全身淋巴结肿大
   E. 外生殖器病变

22. 梅毒的病变中，小血管周围始终有下列哪种细胞浸润？（　　）
   A. 单核细胞
   B. 淋巴细胞
   C. 浆细胞
   D. 中性粒细胞
   E. 朗汉斯巨细胞

23. 结核病的主要传染途径为（　　）。
   A. 呼吸道
   B. 消化道
   C. 皮肤
   D. 饮用水
   E. 血液

24. 结核病病变的本质是（　　）。
   A. 发热
   B. 缺氧
   C. 休克
   D. 炎症
   E. 肿瘤

25. 结核病以增生为主的病变，其表现为（　　）。
   A. 浆液性炎
   B. 干酪样坏死
   C. 结核结节
   D. 脓肿
   E. 出血性炎

26. 结核病以变质为主的病变，表现为（　　）。
   A. 干酪样坏死
   B. 坏疽
   C. 结核结节
   D. 脓肿
   E. 蜂窝织炎

27. 肠伤寒的临床表现不包括下列哪项？（　　）。
   A. 相对缓脉
   B. 皮肤玫瑰疹
   C. 脾肿大
   D. 高热
   E. 血白细胞增高

28. 嗜酸性脓肿内血吸虫卵周围的红色火焰状物质可能是（　　）。

A. 虫卵的毒性物质

B. 虫卵的分泌物质

C. 抗原 – 抗体复合物

D. 嗜酸性粒细胞分泌产物

E. 嗜酸性粒细胞崩解产物

29. 硬性下疳光镜下特点为（　　）。

A. 坏死及肉芽组织

B. 异物性肉芽肿及血管周围炎

C. 树胶样肿及血管炎

D. 干酪样坏死

E. 闭塞性动脉内膜炎及血管周围炎

30. 伤寒病程第一周内，阳性率高的检验是（　　）。

A. 大便培养

B. 血培养

C. 肥达反应

D. 尿培养

E. 脑脊液培养

31. 细菌性痢疾的病变性质是（　　）。

A. 化脓性炎

B. 出血性炎

C. 纤维素性炎

D. 蜂窝织炎

E. 卡他性炎

32. 梅毒的主要传播途径是（　　）。

A. 输血

B. 手术

C. 密切性接触

D. 污染的食物

E. 污染的衣物

33. 我国目前最常见的性传播性疾病是（　　）。

A. 软性下疳

B. 淋病

C. 梅毒

D. 硬性下疳

E. 艾滋病

34. 肠伤寒的并发症肠出血、肠穿孔常出现在发病后（　　）。

A. 第一周

B. 第二周

C. 第三周

D. 第四周

E. 第五周

35. 患者有畏寒、发热、腹痛、腹泻、脓血便和里急后重，首先应考虑为（　　）。

A. 阿米巴痢疾

B. 急性肠炎

C. 肠结核

D. 细菌性痢疾

E. 细菌性食物中毒

36. 二期梅毒的主要表现是（　　）。

A. 软性下疳

B. 颈淋巴结肿大

C. 梅毒疹

D. 分叶肝

E. 主动脉炎

二、多项选择题

1. 假膜性炎可发生于（　　）。

A. 支气管

B. 咽喉部

C. 结肠

D. 心包

E. 皮肤

2. 急性肠阿米巴病溃疡的形态特点为（　　）。

A. 黏膜外观见灰白色膜状物

B. 黏膜表面溃疡口较小

C. 黏膜溃疡口小底宽

D. 周围炎症明显

E. 于黏膜下互相沟通

3. 原发性肺结核原发综合征包括（　　）。
　A. 原发病灶
　B. 结核性淋巴管炎
　C. 肺门淋巴结结核
　D. 颈淋巴结结核
　E. 急性粟粒性肺结核

4. 阿米巴病的病变可累及（　　）。
　A. 肝脏
　B. 结肠
　C. 肺
　D. 脑
　E. 皮肤

5. 中毒性菌痢的临床特点有（　　）。
　A. 常见于2～7岁小儿
　B. 起病急
　C. 常由毒性低的福氏或宋内痢疾杆菌致病
　D. 腹痛、腹泻明显
　E. 肠黏膜轻微卡他性炎

6. 慢性虫卵结节的组成为（　　）。
　A. 异物多核巨细胞
　B. 上皮样细胞
　C. 成纤维细胞
　D. 淋巴细胞
　E. 干酪样坏死

7. 血吸虫成虫引起的病变有（　　）。
　A. 静脉内膜炎
　B. 单核巨噬细胞增生
　C. 静脉周围炎
　D. 血吸虫色素沉积
　E. 过敏反应

8. 嗜酸性脓肿光镜下的特点为（　　）。
　A. 中央为数个虫卵
　B. 表面有红染火焰状物质
　C. 可见蛋白质结晶
　D. 晚期巨噬细胞逐渐增多
　E. 大量嗜酸性粒细胞浸润

9. 结核病基本病变的转化规律有（　　）。
　A. 吸收消散
　B. 溶解播散
　C. 病灶扩大
　D. 钙化
　E. 纤维化、包裹

10. 组成结核结节的主要成分包括（　　）。
　A. 类上皮细胞
　B. 朗汉斯巨细胞
　C. 淋巴细胞
　D. 成纤维细胞
　E. 中性粒细胞

11. 主要发生于结肠的疾病有（　　）。
　A. 细菌性痢疾
　B. 流行性出血热
　C. 伤寒
　D. 阿米巴痢疾
　E. 血吸虫病

12. 主要累及直肠和乙状结肠的病变有（　　）。
　A. 血吸虫病
　B. 结核
　C. 钩体病
　D. 细菌性痢疾
　E. 阿米巴痢疾

13. 阿米巴肝脓肿的特点有（　　）。
　A. 多数位于肝右叶
　B. 脓肿壁外观呈破絮状
　C. 属于化脓性炎

D. 囊腔内含红棕色果酱样脓液

E. 都是单个

14. 继发性肺结核不同于原发性肺结核，主要是前者（　　　　）。

　　A. 早期病变仅限于肺尖

　　B. 病程长，病情时好时坏

　　C. 常经血道转移

　　D. 支气管旁淋巴结明显肿大

　　E. 病变有时以增生为主，有时以渗出、坏死为主，新旧病变交杂

15. 关于慢性纤维空洞型肺结核，下列描述不正确的有（　　　　）。

　　A. 多见于儿童肺结核

　　B. 病变特点是肺内一个或多个薄壁空洞

　　C. 多由浸润型肺结核发展来

　　D. 肺门淋巴结干酪样坏死明显

　　E. 病变愈向下肺下部愈新鲜

16. 肠伤寒的主要并发症有（　　　　）。

　　A. 肠出血

　　B. 肠狭窄

　　C. 肠穿孔

　　D. 败血症

　　E. 肠套叠

17. 下列哪些是结核病愈合的表现？（　　　　）

　　A. 吸收消散

　　B. 纤维化

　　C. 纤维包裹

　　D. 钙化

　　E. 病灶扩大

18. 结核病的传染途径有（　　　　）。

　　A. 呼吸道

　　B. 消化道

　　C. 皮肤

　　D. 血道

　　E. 淋巴道

19. 关于原发性肺结核，下列描述正确的有（　　　　）。

　　A. 多见于儿童

　　B. 空洞少见

　　C. 预后多不佳

　　D. 形成原发综合征

　　E. 淋巴道、血道播散多见

20. 干酪样坏死的病理形态学特点有（　　　　）。

　　A. 坏死彻底

　　B. 脂质多

　　C. 色淡黄

　　D. 质均匀、细腻

　　E. 特殊类型的凝固性坏死

21. 结核球的特点有（　　　　）。

　　A. 单个结核病灶

　　B. 相对静止

　　C. 直径 2～5 cm

　　D. 干酪样坏死

　　E. 纤维包裹化

22. 伤寒病变主要累及的部位是（　　　　）。

　　A. 脾脏

　　B. 肠系膜淋巴结

　　C. 骨骼肌

　　D. 脑膜

　　E. 回肠末端淋巴组织

三、填空题

1. 结核病的典型病变是_____和_____。

2. 原发综合征包括_____、_____、_____。

3. 结核病溶解播散的途径有_____、_____、_____。

4. 浸润型肺结核多位于_____，多为_____病变，中央常发生_____，属于_____肺结核。

5. 继发性肺结核病的类型有_____

_____、_____、_____、_____、_____、_____。

6. 急性菌痢主要累及_____，主要病变是_____。

7. 梅毒基本病变是_____和_____以及_____。

8. 尖锐湿疣是由_____引起的STD，主要病变是生殖道上皮_____。

9. AIDS 是由_____引起的以_____为主要特征的致命性传染病。病变特征为病毒侵犯破坏_____细胞，继发_____，伴发_____。

四、问答题

1. 简述结核结节的组成。
2. 简述梅毒的基本病变。
3. 简述肠伤寒的病变过程分期。
4. 简述继发性肺结核的临床类型。
5. 论述结核病的基本病变及转归。
6. 描述急性菌痢、肠伤寒、肠结核的肠道病变特点。
7. 请至少列出三种肉芽肿性炎，并说明其病变特点。

参考答案

一、单项选择题

1. B	2. D	3. D	4. B
5. C	6. A	7. B	8. A
9. D	10. C	11. A	12. E
13. E	14. E	15. C	16. C
17. E	18. A	19. B	20. C
21. C	22. C	23. A	24. D
25. C	26. A	27. E	28. C
29. E	30. B	31. C	32. C
33. B	34. C	35. D	36. C

二、多项选择题

1. ABC 2. BCDE 3. ABC
4. ABCDE 5. ABCE 6. ABCD
7. ABCDE 8. ABCDE
9. ABCDE 10. ABCD 11. ADE
12. AD 13. ABD 14. ABE
15. ABD 16. AC 17. ABCD
18. ABC 19. ABDE 20. ABCDE
21. ABCDE 22. ABE

三、填空题

1. 结核结节　干酪样坏死
2. 肺部原发病灶　结核性淋巴管炎　肺门淋巴结结核
3. 自然管道播散　淋巴道播散　血道播散
4. 锁骨下肺组织　渗出　干酪样坏死　活动性
5. 局灶性肺结核　浸润性肺结核　干酪样肺炎　慢性纤维空洞型肺结核　结核球　结核性胸膜炎
6. 乙状结肠和直肠　假膜性炎
7. 闭塞性动脉内膜炎　小血管周围炎　树胶样肿
8. HPV　呈现良性增生性疣状病变并出现凹空细胞
9. HIV　全身性严重免疫缺陷　CD4＋T　机会性感染　肿瘤

四、问答题

1. 结核结节的组成为：上皮样细胞、朗汉斯巨细胞、淋巴细胞、成纤维细胞。

2. 梅毒的基本病变为：闭塞性动脉内膜炎、小血管周围炎、树胶样肿。

3. 肠伤寒的病变过程可分四期：髓样肿胀期、坏死期、溃疡期、愈合期。

4. 继发性肺结核的临床类型可分六类：局灶性肺结核、浸润性肺结核、干酪样肺炎、慢性纤维空洞型肺结核、结核球、结核性胸膜炎。

5. 结核病的基本病变为变质、渗出、增生。

（1）变质为主的病变：当菌量多、毒力强、机体抵抗力下降或变态反应强烈时，上述以渗出性或增生性为主的病变均可继发干酪样坏死。变质、渗出和增生等病变往往同时存在而以一种为主，并可以相互转化。

（2）渗出为主的病变：在结核性炎症的早期或机体抵抗力低下、菌量多、毒力强时主要表现为浆液性炎或浆液纤维素性炎。

（3）增生为主的病变：当菌量少、毒力较低或人体免疫力较强时，则发生以增生为主的病变，形成具有诊断意义的结核结节。

结核病的转归：结核病的发展和结局取决于机体的抵抗力和治疗适当与否。及时治疗，机体抵抗力增强，病灶小而局限，则转向痊愈，病变吸收消散、纤维化、钙化；较大的病变则由纤维组织包绕。机体抵抗力低，未能及时治疗，病情则恶化，病灶周围出现渗出，进而干酪样坏死形成，坏死灶溶解，并与自然管道相同，形成空洞，播散到其他部位。此外，结核杆菌还可沿淋巴管蔓延到淋巴结，经血道播散到全身。

6.（1）急性菌痢病变特点：乙状直肠和结肠、纤维素性渗出性炎，具体形态特点参考教材相关内容。

（2）肠结核病变特点：回盲部，溃疡型和结肠型，具体形态特点参考教材相关内容。

（3）肠伤寒的病变特点：回肠下段集合和孤立淋巴小结最明显，分四期：髓样肿胀期、坏死期、溃疡期、愈合期。每期的病变特点参考教材相关内容。

7. 结核结节、伤寒小结、风湿小体都属于肉芽肿性炎。其病变特点参考教材相关内容。

（肖霞）

第二十一章 病理学实验常用技术

（一）HE 染色技术

习题

一、单项选择题

1. 石蜡切片的厚度一般为（　　）。
   A. 4～6 μm
   B. 1～2 μm
   C. 2～3 μm
   D. 7～8 μm
   E. 9～10 μm

2. HE 染色中，细胞核被染成什么颜色？（　　）
   A. 绿色
   B. 红色
   C. 蓝色
   D. 黄色
   E. 橙色

3. HE 染色中，细胞浆被染成什么颜色？（　　）
   A. 蓝色
   B. 红色
   C. 绿色
   D. 黄色
   E. 橙色

4. 对于临床手术患者的术中快速病理诊断，一般采用哪种切片？（　　）
   A. 石蜡切片
   B. 冰冻切片
   C. 火棉胶切片
   D. 超微切片
   E. 石蜡包埋半薄切片

5. 石蜡切片时，摊片的温度为（　　）。
   A. 25 ℃
   B. 60 ℃
   C. 100 ℃
   D. 40～45 ℃
   E. 室温

6. 对骨、牙齿和有钙化的组织在充分固定后，需要进行下列哪项处理？（　　）
   A. 脱脂
   B. 脱钙
   C. 脱蜡
   D. 脱水
   E. 透明

7. 进行 HE 染色之前，需要对组织切片进行哪些处理？（　　）
   A. 脱脂
   B. 脱钙
   C. 脱蜡
   D. 脱水
   E. 透明

8. HE 染色过程中，盐酸酒精的作用是（　　）。
   A. 分化作用
   B. 蓝化作用
   C. 脱钙作用
   D. 水洗作用
   E. 透明作用

9. 组织脱水，一般从下列哪种溶液开始较好？（　　）

A. 二甲苯

B. 95% 乙醇

C. 无水乙醇

D. 75% 乙醇

E. 丙酮

10. HE 染色过程中，苏木素染色的时间一般为（　　）。

A. 5～10 分钟

B. 30 分钟

C. 5～10 秒

D. 1 小时

E. 1 小时以上

11. 适用于结缔组织染色的固定液是（　　）。

A. 40% 福尔马林

B. Bouin 液

C. 无水乙醇

D. 丙酮

E. 二甲苯

12. 火棉胶包埋法一般适用于（　　）。

A. 不脱钙组织

B. 穿刺组织和细小的活检组织

C. 神经组织及眼球

D. 肺组织

E. 肝组织

13. 新鲜组织取材后，首先要进行（　　）。

A. 脱水

B. 固定

C. 脱钙

D. 脱蜡

E. 透明

14. 冰冻切片时，恒温冰冻切片机一般调节温度为（　　）。

A. -25 ℃左右

B. -4 ℃左右

C. 0 ℃左右

D. 4 ℃左右

E. -80 ℃

二、多项选择题

1. 组织切片法有下列哪几种？（　　）

A. 石蜡切片法

B. 石蜡包埋半薄切片法

C. 火棉胶切片法

D. 冰冻切片法

E. 树脂包埋半薄切片法

2. 对组织进行包埋前，需要对组织进行哪项处理？（　　）

A. 透明

B. 浸蜡

C. 脱蜡

D. 脱水

E. 脱钙

3. 常规 HE 染色过程中，常用的脱水剂有（　　）。

A. 75% 乙醇

B. 80% 乙醇

C. 100% 乙醇

D. 二甲苯

E. 丙酮

4. HE 染色前，有时要对组织切片进行预处理，如（　　）。

A. 脱福尔马林色素

B. 脱汞盐结晶

C. 脱黑色素

D. 透明

E. 脱钙

5. 要显示组织切片内的脂滴，一般采用下列哪几种染色？（　　）

A. 苏丹Ⅳ法

B. Massom 三色法

C. 油红 O 法

D. 醛品红法

E. 苦味酸 - 酸性品红法

6. 常用于显示胶原纤维的染色方法有（　　　　）。

A. 油红 O 法

B. Massom 三色法

C. 苦味酸 – 酸性品红法

D. 甲醇刚果红法

E. 常规 HE 染色法

三、填空题

1. HE 染色前，由_____酒精向_____酒精处理组织切片，是为了洗脱_____，使水能进入细胞和组织中。

2. HE 染色中，H 代表_____，E 代表_____，前者可把_____物质染成_____色，后者可把_____物质染成_____色。

3. 观察细胞和组织表面的立体形态，应使用_____技术。

4. 为了鉴别癌与肉瘤，一般采用的特殊染色方法是_____。

四、问答题

1. 试述组织取材的注意事项。（至少从三方面说明）

2. 试述 HE 染色的操作程序。

3. 试述 HE 染色的注意事项。

4. 试述 1% 盐酸酒精的配制方法。

参考答案

一、单项选择题

1. A　　2. C　　3. B　　4. B

5. D　　6. B　　7. C　　8. A

9. D　　10. A　　11. B　　12. C

13. B　　14. A

二、多项选择题

1. ABCDE　　2. ABDE　　3. ABCE

4. ABC　　5. AC　　6. BC

三、填空题

1. 高浓度　低浓度　二甲苯

2. 苏木素　伊红　嗜碱性　蓝　嗜酸性　红

3. 扫描电镜

4. 网状纤维染色

四、问答题

1. 组织取材的注意事项：

（1）注意防止人为因素的影响：切取组织块时，避免用钝刀前后拉动或用力挤压组织；用镊子夹取组织时动作应轻柔，不宜过度用力，否则会挫伤或挤压组织，引起组织结构的变形和损伤。

（2）标本大小：切取的组织块一般厚 0.2～0.3 cm，大小以 1.5 cm× 1.5 cm×0.4 cm 为宜，用于免疫组织化学染色的组织块，以 1.0 cm×1.0 cm× 0.4 cm 为佳；对于冰冻切片，取材组织略厚，可达 0.5 cm。

（3）取材时间：应尽快取材。

（4）注意包埋方向：需指定包埋方向时应作记号标明。

（5）边缘标记：肿瘤标本的边缘可 1% 硝酸银或碳素墨汁作为镜检的标记。

（6）小标本的处理方法：一般组织块较小的标本，如胃镜材料和各种穿刺组织等，常用易透水的薄纸包好，在取材时将标本染上伊红液，以免包埋过程遗失。

（7）注意特殊情况：取材应避免过多的坏死组织或凝血块，如有线结应拔除，有钙化时，应经脱钙后再取材，否则进行切片会损伤刀片。组织块上如有血液、黏液、粪便等污物，应先用水冲洗干净再进行取材。

（8）取材数量：不同的标本取材的组织块多少不同，原则是凡可疑处均应取材。如标本为数块不规则的肿瘤组织，应选择组织的致密区、疏松区、出血区和坏死区分别取材。一般肿瘤标本的取材，应选择肿瘤的主体部分、肿瘤组织及其邻近的组织（包括表面、基底面和侧面）及其肿瘤两端的切缘组织分别取材，远离病灶的正常组织也应取材。注意切取肿瘤组织和正常组织交界处。刮宫得到的宫内膜标本，大多是成堆的碎片，在测量其总体积后，若组织较少时，一般包起后全部包埋；若组织较多，可留出一部分。有膜状组织，应取1~2块。

（9）清除多余成分：取材时，应注意清除组织周围多余的脂肪组织，否则会对以后的切片和观察带来一定影响。

（10）重复取材：第一次取材组织不能作出确诊时，须再次甚至多次取材。每次取材均应将送检单加以记录。

（11）核对：取材完毕，应核对无误，并签署取材者和记录者的姓名和记录日期。

（12）组织存放：取材完毕，标本应按序存放，并加足固定液以备复查之用。通常保留1个月后，再清理销毁。

2. HE染色的操作程序：①二甲苯Ⅰ10分钟。②二甲苯Ⅱ10分钟。③无水酒精2分钟。④95%酒精2分钟。⑤85%酒精2分钟。⑥75%酒精2分钟。⑦自来水稍洗，再用蒸馏水稍洗。⑧Harris苏木素染色5~10分钟。⑨自来水稍洗。⑩1%盐酸酒精分化10秒。⑪流水冲洗15~30分钟。⑫0.5%伊红水溶液3~5分钟。⑬自来水稍洗。⑭85%酒精20秒。⑮95%酒精Ⅰ20秒。⑯95%酒精Ⅱ20秒。⑰无水酒精Ⅰ3~5分钟。⑱无水酒精Ⅰ3~5分钟。⑲酒精二甲苯液3~5分钟。⑳二甲苯Ⅰ3~5分钟。㉑二甲苯Ⅱ5~10分钟。㉒二甲苯Ⅲ5~10分钟。

3. HE染色的注意事项：

（1）脱蜡要充分：在室温较低及二甲苯陈旧时，脱蜡的时间要相对延长，因为脱蜡不净是影响染色的重要原因之一。

（2）染色：染色时间要按染液的使用时间的长短适当延长，分化时，应在显微镜下观察；分化过度，应水洗后重新在苏木素中染色，再水洗分化和自来水冲洗以充分变蓝。

（3）脱水：切片经过染色后，通过各级酒精脱水，应从低浓度到高浓度，因低浓度酒精对伊红液有分化作用，切片经低浓度酒精时间要短，向高浓度酒精时可适当延长脱水时间，脱水不彻底，使切片发雾，在显微镜下组织结构模糊不清，影响观察。

（4）透明与封片：组织脱水需经二甲苯透明，才能用树胶封片。

（5）常规石蜡切片和HE染色标本的质量标准（全国统一评定标准）。（可略）

4. 1%盐酸酒精的配制方法：分别取浓盐酸1 mL和75%酒精99 mL，然后将浓盐酸缓慢倒入75%酒精里。

（罗惠）

（二）免疫组织化学

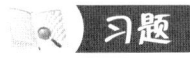

一、单项选择题

1. 免疫组化蜡块及切片最好保存在（　　）。

A. -5 ℃

B. 4 ℃

C. 25 ℃

D. -20 ℃

E. 20 ℃

2. 免疫组化切片应怎样放在水浴箱呢？（　　）

A. 直接放入

B. 放入干盒中

C. 放入湿盒中加盖

D. 放入没盖的湿盒中

E. 加热后放入

3. DAB 显色剂必须现用现配，并且配后多少时间内用完？（　　）

A. 30 分钟

B. 5 分钟

C. 1 小时

D. 40 分钟

E. 24 小时

4. 免疫组化中常用的磷酸盐缓冲液（PBS）pH 值是（　　）

A. 6.2～6.4

B. 6.8～7.0

C. 5.2～6.4

D. 7.2～7.4

E. 7.0～8.0

5. 免疫组化中常用的水浴箱温度为（　　）。

A. 37 ℃

B. 34 ℃

C. 60 ℃

D. 40 ℃

E. 38 ℃

6. 关于免疫组织化学的概念，正确的是（　　）。

A. 免疫组化是利用抗原与抗体特异性结合的原理，通过化学反应使标记抗体的显色剂（荧光素、酶、金属离子、同位素）显色来确定组织细胞内抗原（多肽和蛋白质），对其进行定位、定性及定量的研究，称为免疫组织化学

B. 免疫组化是通过化学反应，对其进行定位、定性及定量的研究，称为免疫组织化学

C. 免疫组化是利用抗原与抗体特异性结合的原理，通过化学反应标记抗体的显色剂，称为免疫组织化学

D. 免疫组化是利用特异性结合，通过化学反应标记抗体的显色剂，显色来确定组织细胞内抗原（多肽和蛋白质），对其进行定位、定性及定量的研究，称为免疫组织化学

E. 免疫组化是利用特异性结合而成的

7. 常用的微波修复液是（　　）。

A. pH 6.5 的 0.01 mol/L 的枸橼酸钠缓冲液

B. pH 7.0 的 0.01 mol/L 的枸橼酸钠缓冲液

C. pH 6.0 的 0.01 mol/L 的柠檬酸盐缓冲液

D. pH 7.0 的 0.01 mol/L 的柠檬酸盐缓冲液

E. pH 8.0 的 0.01 mol/L 的柠檬酸盐缓冲液

8. 加一抗前的封闭液要清洗吗？（　　）

A. 倾出封闭液，不洗

B. 不倾出封闭液，直接加一抗

C. 倾出封闭液，清洗

D. 不倾出封闭液，清洗

E. 直接清洗

9. 在室温下用3%的过氧化氢灭活内源性酶一般要多长时间？（　　）

A. 20～30分钟

B. 30～60分钟

C. 5～10分钟

D. 30～45分钟

E. 25～40分钟

10. 下列不是常用的消化酶的是（　　）。

A. 胰蛋白酶

B. 胃蛋白酶

C. 皂素

D. 血清

E. 消化酶

11. 免疫组化中，关于对已清洗的载玻片进行处理所用的具体试剂，下列错误的是（　　）。

A. APES

B. HistogripTM

C. AES

D. Poly-L-Lysine

E. 铬明胶溶解

12. 一抗孵育描述正确的是（　　）。

A. 甩去切片上的血清封闭液，用滤纸擦干组织周围残留血清，直接加入已稀释的一抗后，放入湿盒中室温1小时或者-4℃过夜或者37℃1小时如-4℃过夜后在37℃复温45分钟

B. 甩去切片上的血清封闭液，用滤纸擦干组织周围残留血清，直接加入已稀释的一抗后，放入湿盒中室温1小时或者4℃过夜或者37℃1小时如4℃过夜后在37℃复温45分钟

C. 滴加一抗后，室温2小时或者4℃过夜或者37℃2小时4℃过夜后在37℃复温45分钟

D. 滴加一抗后，室温30分钟或者4℃过夜或者37℃30分钟4℃过夜后在37℃复温45分钟

E. 甩去切片上的血清封闭液，直接加入已稀释的一抗

二、多项选择题

1. 抗原具有哪些方面的特性？（　　）

A. 免疫原性

B. 免疫反应性

C. 应答性

D. 系统性

E. 抗原性

2. 免疫组化中常用的组织和细胞标本有（　　）。

A. 石蜡切片

B. 冰冻切片

C. 细胞培养片

D. 细胞涂片

E. 捞片

3. 免疫组化组织常用的固定液有（　　）。

A. 二甲苯

B. 甲醛

C. 中性福尔马林

D. 多聚甲醛

E. 丙酮

4. 抗原修复方法有（　　）。

A. 微波修复法

B. 水浴加热法

C. 高压加热法

D. 酸水解法

E. 冷水水浴法

5. 免疫组化常用的染色方法有（　　　　）。
   A. 免疫荧光法
   B. 免疫酶标法
   C. 亲和组织化学法
   D. 酸水解法
   E. 组织化学法

6. 免疫组化实验所用的抗体有（　　　　）。
   A. 单克隆抗体
   B. E 抗体
   C. 混合物
   D. 多克隆抗体
   E. 抗体

7. 抗体除与其相应的抗原发生特异性反应外，还与其他抗原发生反应。产生的原因有下列哪几个方面？（　　　　）
   A. 抗原特异性指用于免疫动物的抗原性物质中含有多种抗原分子，其引起动物产生针对多种抗原分子特异性的相应抗体。任何其他物质只要含有一种或多种与上述物质相同的抗原分子，必将与上述多特异性的抗血清发生交叉反应
   B. 共同决定簇即两种抗原分子中都含有相同的抗原决定簇
   C. 决定簇相似，两种不同的抗原决定簇，如果结构大致相同，由于空间构象关系，某一决定簇的相应抗体可与大致相同的决定簇发生交叉反应。当然，抗原－抗体之间构象相似时的结合力小于吻合时的结合力
   D. 不共同决定簇即两种抗原分子中都含有相同的抗原决定簇
   E. 决定簇不相似，两种相同的抗原决定簇，如果结构大致相同，由于空间构象关系，某一决定簇的相应抗体可以与大致相同的决定簇发生交叉反应。当然抗原－抗体之间构象相似时的结合力小于吻合时的结合力

8. 石蜡切片为什么要做抗原修复？（　　　　）
   A. 使得细胞内抗原形成醛键、羧甲键而被封闭了部分抗原决定簇
   B. 蛋白之间发生交联而使抗原决定簇隐蔽
   C. 蛋白之间发生交联而使抗原决定簇暴露
   D. 进行抗原修复或暴露，即将固定时分子之间所形成的交联破坏，而恢复抗原的原有空间形态
   E. 使得细胞内抗原形成部分抗原决定簇

9. 对抗原的要求有（　　　　）。
   A. 比活性强
   B. 纯度高
   C. 免疫原性强
   D. 稳定无变化
   E. 稳定有变化

10. 对抗体的要求有（　　　　）。
    A. 比活性强
    B. 纯度高
    C. 免疫原性强
    D. 稳定无变化
    E. 稳定有变化

11. 根据抗原是否显示免疫原性，抗原可分为（　　　　）。
    A. 完全抗原
    B. 半抗原
    C. 血清抗原
    D. E 抗原
    E. 抗体

12. 以下哪些哺乳动物的抗原可选择非哺乳动物来制备抗体？（　　　　）
    A. 兔
    B. 羊
    C. 马

D. 猪
E. 鼠

三、填空题

1. 免疫组化中常用的组织标本有＿＿＿＿＿＿、＿＿＿＿＿＿，细胞标本有＿＿＿＿＿＿、＿＿＿＿＿＿、＿＿＿＿＿＿。

2. 抗原修复加热方法有＿＿＿＿＿＿、＿＿＿＿＿＿、＿＿＿＿＿＿、＿＿＿＿＿＿。

3. 免疫组化化学方法主要是通过一些酶的作用，使抗原决定簇暴露。常用的酶有胰蛋白酶、胃蛋白酶等。胰蛋白酶一般使用浓度为＿＿＿＿＿＿，消化时间为＿＿＿＿＿＿，主要用于细胞内抗原的显示；胃蛋白酶一般使用浓度为＿＿＿＿＿＿，消化时间为＿＿＿＿＿＿，主要用于细胞间质抗原的显示。

4. 微波照射法，将玻片放入装有抗原修复液的容器中，置微波炉加热至＿＿＿＿以上，持续＿＿＿＿分钟，冷却后，按免疫组化染色步骤进行。

5. 免疫组化常用的染色方法根据标记物的不同分为＿＿＿＿＿＿、＿＿＿＿＿＿、＿＿＿＿＿＿。后者是以一种物质对某种组织成分具有高度亲合力为基础的检测方法。

四、问答题

1. 什么叫免疫组织化学？
2. 简述免疫组化片子着色不均匀的原因。
3. 一抗从 4 ℃取出后，为什么有人说要 37 ℃复温，目的是什么？
4. 为什么切片染色后背景太深，不易区分特异性与非特异性着色？
5. 简述免疫组化实验原理与意义。

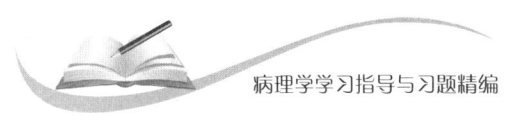

参考答案

一、单项选择题

1. B　2. C　3. A　4. D
5. A　6. A　7. C　8. A
9. A　10. D　11. C　12. B

二、多项选择题

1. AB　2. ABCD　3. BCD
4. ABCD　5. ABC　6. AD
7. ABC　8. ABD　9. BCD
10. AB　11. AB　12. ABCD

三、填空题

1. 石蜡切片　冰冻切片　组织印片　细胞培养片（细胞爬片）　细胞涂片

2. 水浴加热法　微波修复法　高压加热法　酸水解法

3. 0.05%～0.10%、37 ℃　10～40 分钟　0.1%～0.4%、37 ℃　30～180 分钟

4. 95 ℃　10～15

5. 免疫荧光法　免疫酶标法　亲和组织化学法

四、问答题

1. 免疫组织化学是利用抗原与抗体特异性结合的原理，通过化学反应使标记抗体的显色剂（荧光素、酶、金属离子、同位素）显色来确定组织细胞内抗原（多肽和蛋白质），对其进行定位、定性及定量的研究，称为免疫组织化学。

2. 免疫组化片子着色不均匀的原因是：①脱蜡不充分。可以 60 ℃烤 20 分钟，立即放入新鲜的 xylEnE1。②水化不全。应经常配制新鲜的梯度乙醇。③抗体未混匀。用移液器充分混匀一抗/二抗等试剂。④抗体孵育时，切片放倾斜。⑤抗体孵育后 PBS 冲洗不充分。⑥制片厚薄不均匀等问题，染片盒不平，切片倾斜。

3. 一抗从 4 ℃取出后，在 37 ℃复温的目的是：①防止切片从 4 ℃ 直接放入 PBS 易脱片。②使抗原抗体结合更稳定。一般不需要，但对表达较弱的抗原可能有用，4 ℃ 和 37 ℃ 时分子运动方式不同，前者分子碰撞几率和运动速度小于后者，后者结合更快，但敏感性也提高了并易造成非特异染色。

4. 切片染色后背景太深，不易区分特异性与非特异性着色的原因是：①抗体孵育时间过长、抗体浓度高易增加背景着色。这可通过缩短一抗/二抗孵育时间、稀释抗体来控制。②一抗用多克隆抗体易出现非特异性着色，建议试用单克隆抗体看看。③内源性过氧化物酶和生物素在肝脏，肾脏等组织含量很高，需要通过延长灭活时间和增加灭活剂浓度来降低背景染色。④非特异性组分与抗体结合，这需要通过延长二抗来源的动物免疫血清封闭时间和适当增加浓度来加强封闭效果。⑤DAB 显色剂显色时间过长或浓度过高。⑥PBS 冲洗不充分，残留抗体结果增强着色。⑦标本染色过程中出现干片，易增强非特异性着色。

5. 免疫组织化学又称免疫细胞化学，是指带显色剂标记的特异性抗体在组织细胞原位通过抗原抗体反应和组织化学的呈色反应，对相应抗原进行定性、定位、定量测定的一项新技术。它把免疫反应的特异性、组织化学的可见性巧妙地结合起来，借助显微镜（包括荧光显微镜、电子显微镜）的显像和放大作用，在细胞、亚细胞水平检测各种抗原物质（如蛋白质、多肽、酶、激素、病原体以及受体等）。

（苏俊芳）

参 考 文 献

［1］黄玉芳. 病理学［M］. 北京：中国中医药出版社，2012.

［2］金惠铭，王建枝. 病理生理学［M］. 北京：人民卫生出版社，2008.

［3］黄玉芳. 病理学［M］. 上海：上海科学技术出版社，2011.

［4］朱武凌. 病理学［M］. 7版. 西安：第四军医大学出版社，2008.

［5］李青. 病理学复习考试指南［M］. 北京：中国协和医科大学出版社，2010.

［6］冯海光，张海鹏，陆大祥. 病理生理学考试指南［M］. 北京：人民卫生出版社，1998.

［7］尤家碌，肖献忠. 病理生理学分册［M］. 长沙：湖南科技术出版社，1999.

［8］于吉人. 2003版考研西医综合科目辅导讲义［M］. 北京：中国人民大学出版社，2002.

［9］姜益泉，李长春. 细胞生物学辅导与习题集［M］. 北京：崇文书局，2010.